大展好書　好書大展

品嘗好書　冠群可期

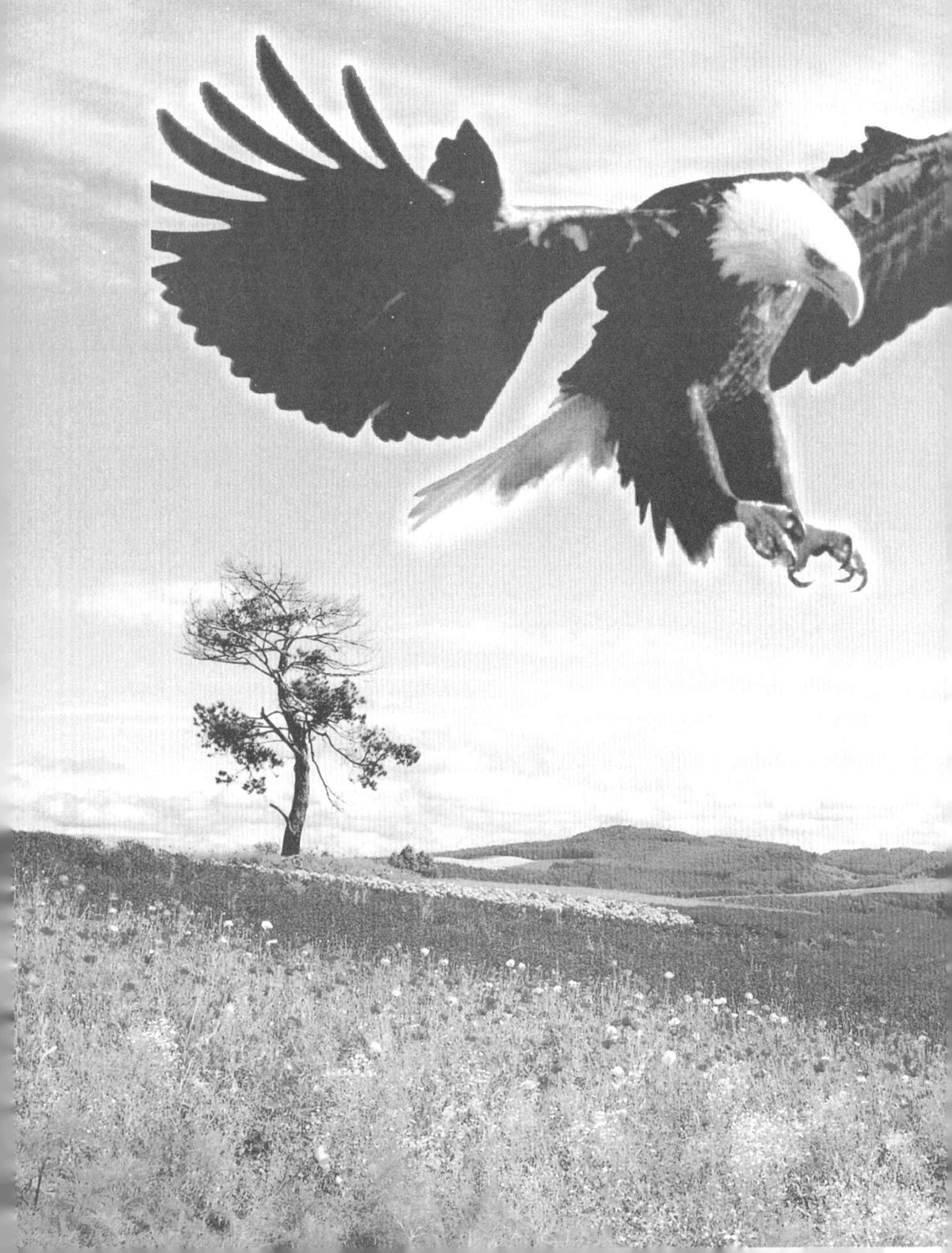

大展好書　好書大展

品嘗好書　冠群可期

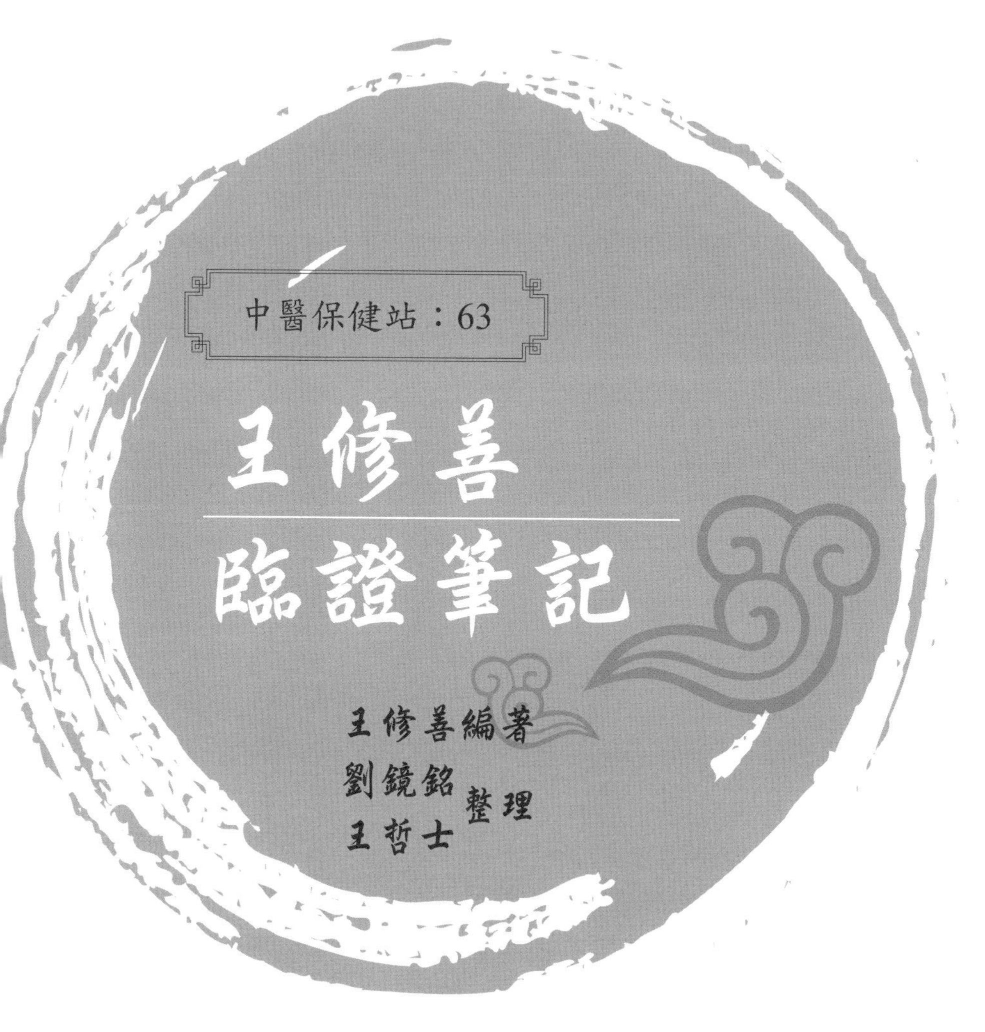

大展出版社有限公司

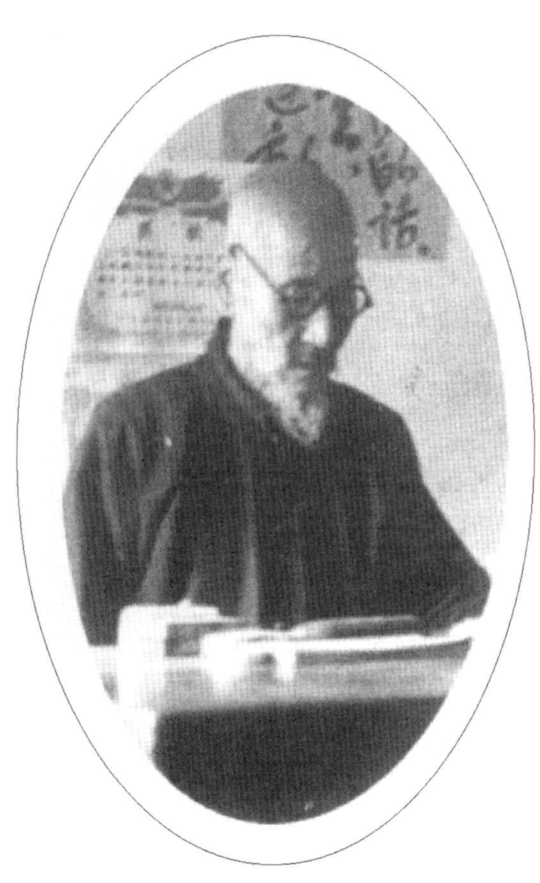

山西名老中醫　王修善

王修善書　王修善（1889—1970），字至寶，山西省臨縣王家坪人，原隰縣人民醫院中醫師，縣一、二、三屆人大代表、縣政協常委，縣人民委員會委員。八歲入塾，博覽群書。精岐黃、工書法、善詩文。其書博采衆長，融會貫通，自成一格。小楷雋秀灑脱，大書雄健磅礴。青年時期原籍即有「縣城錫藩、三交沚茹、鄉間至寶」之說。著有《王修善臨證筆記》、《异授眼科》等。

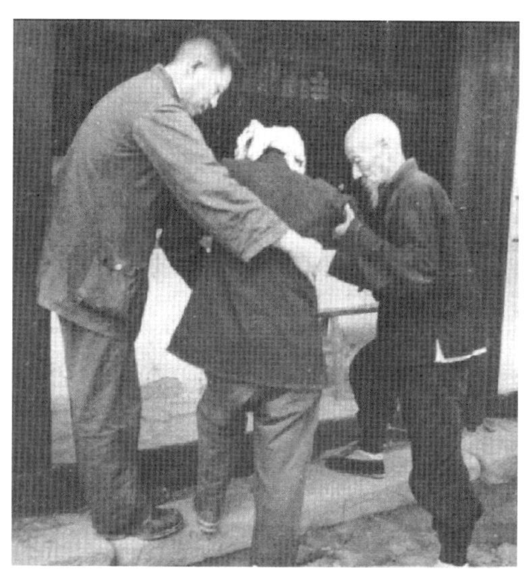

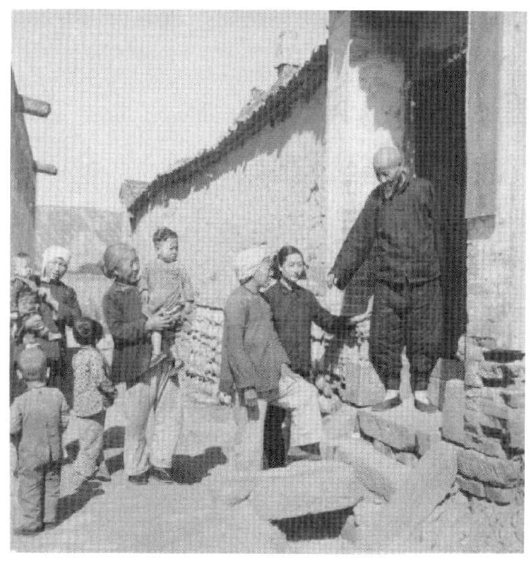

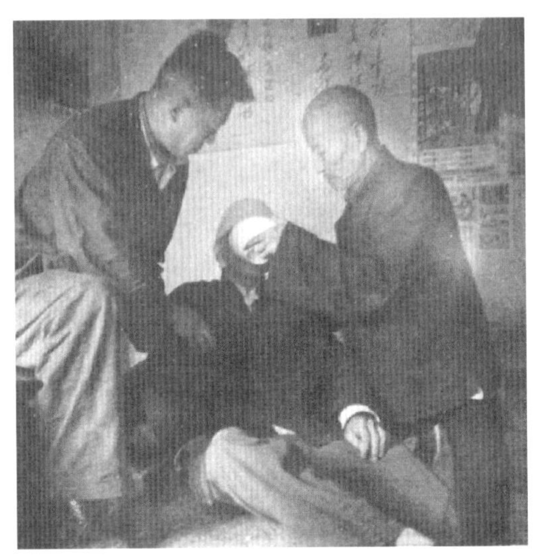

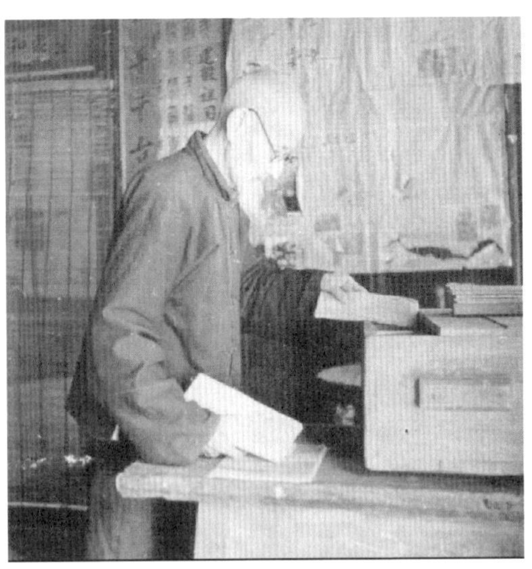

父親行醫晚年著書的經過

父親王修善（1889—1970）出生在山西省臨縣大禹鄉王家坪村的一個五代中醫名門世家，幼年天資聰敏，7歲入學就讀，儒學經書熟讀如流。1904 年滿清罷科考，仕途不通了，遂繼承祖業鑽研醫術。他是飽學之士，家藏醫書不足以學習，1906 年後，幾次到外地不惜重金購買了大批醫書方書，在我祖父王嘉賓的耳提面命下，五年苦讀不出門戶，精讀了中醫經典，並瀏覽了唐宋以下歷代名醫著作，悉心研究，深得其中要旨，這是他後來從事醫學事業的根基。

他的醫學造詣很高，19 歲（1907 年）那年，我的祖父年邁，每天醫務繁忙，實在無力承擔，便促兒子代為出診，以後的幾年得到鍛鍊，這是他 60 餘年醫療生涯的開始。由於勤奮治學和實踐，加之我祖父的悉心指導，父親有了相當高的醫學水準。

他在家鄉看病，純屬濟世活人，家道殷實並不全賴掙錢養生，以盡道德上的責任。他隨時隨地給人診斷，親疏貴賤一視同仁，從不接受分文，貧苦病人求診，有時還送給藥物，以期及早速癒，遇有急病夜半敲門絕無惱意。

他 29 歲時行醫 10 年，已經名聞鄉里，為救病人，診斷十分認真，善治疑難病症，在別人看來往往無策之時，他卻獨闢蹊徑，翻出新意，有百分之一的希望，總是盡百分之百的努力，毫不含糊救治不少危急病人。

臨床治療，注重對疾病的診斷和病情分析。他善於化裁古方，臨證絕非孤立地辨五臟，判六腑，而是注重其間的相互影響，判斷病由，辨證施治，化裁得宜，因而療效奇特。士農工商、官吏學士求診者絡繹不絕，毗鄰的方山、離石等縣病人也仰慕而來或恭請遠診。他成了醫道高明有聲望的社會名流，鄉親們稱讚我家是「三世良醫」，父親更是「杏林高手」。

1940 年春天，日軍侵入臨縣，家宅被放火燒燬，財產散失一空，他在家鄉難以過活，攜家背井離鄉，過著懸壺自給的清貧生活。他曾在石樓、隰縣、洪洞、臨汾一帶坐堂看病，醫名和驗方抄本廣為傳播，不僅省內各地患者就是外省的一些患者也慕名而來，以一見王老先生或獲得其驗方抄本為樂事。他一生中救活很多垂危病人。父親成名後，來信來訪者甚多，都以誠相待，不辭辛勞一一作答。

1950 年，他定居隰縣。1954 年 3 月，年過花甲的父親參加了革命工作，在黨的關懷教導下，逐步改造世界觀，把不適應新形勢的舊思想、舊觀念改造到全心全意為人民服務上來。他先後在隰縣衛生院、隰縣藥材公司和隰縣人民醫院等單位任中醫師，從不以年高自居，工作熱情負責，無私奉獻，始終如一，有豐富的臨床經驗，尤以服務態度和精湛的醫術著名，博得群眾愛戴，先後被選為縣人民代表，縣政協常委，縣人民委員會委員，縣醫衛協會負責人，熱心參加各項社會活動，並盡力發揮作用，多次受到物質和精神獎勵。他的事蹟曾進行宣傳，在《呂梁地區志》《臨縣誌》《隰縣誌》中被收為知名人士並寫有傳記。黨和人民給了他很高的榮譽。

他的一生治學嚴謹，概括他的學術思想是遵經、博採、通變。他認為醫必有宗，宗必始自經，有源方有流，博採眾長，兼收並蓄，方可自我裁化，醫貴通變，拘泥是治學的大敵，通變才是求實的法寶。他對醫學毫不保守，親自授課和指點青年醫生，即使一些業餘愛好者也用心指教。

1959 年，父親響應黨的號召，毫不保留地貢獻出祖傳秘方及自己一生驗方，在黨政領導和同仁的贊助與鼓勵下，再度進行較大修改，始有了現在出版雛形。在他耄耋之年，耳聾眼花，行走不便，談吐不清，身體極度衰弱，因勞累過度，竟至記憶衰竭，手顫不能提筆，只得口授由家人代寫。醫案的選擇，理論的推敲，字句的錘煉，體例的確定，都經過審慎嚴格細微的篩選修改，最後把幾十萬字的原稿壓縮成十餘萬字。老驥伏櫪，壯心不已，批閱十載，耗盡心血，1970 年 5 月方殺青定稿，取書名《王修善臨證筆記》，是我家幾代人的辛勞豐碩成果，是在黨的關懷下完成的，不然只能停留在其驗方手稿。父親盼望在他有生之年早日將書出版和世人見面，賑救眾多沉痾病人，但事與願違，一天下午沉睡不醒，走完了他 82 歲的人生旅程，與世長辭，歸葬故里。

父親在世時他的著作未能出版，不能向更多的人見面，感到無限遺憾。1978 年書稿交山西省衛生廳、中醫研究所、人民出版社共同審定，原稿未作改動，《王修善臨證筆記》作為「山西省名老中醫經驗叢書」之一，由山西人民出版社正式出版。1978 年第一版和 1986 年第二版，兩次共印刷 10 萬冊，發行全國各地及港澳地區，《香港大公報》曾載文給予較高評價。

1981 年 6 月本書參加了德國法蘭克福國際圖書展覽，湖南科技出版社編輯的《中國現代醫學家——醫學淵源》一書，把作者列為現代中國醫學家而索要資料。呂梁地區衛生局也於 1978 年刊印流行於本地區的《王修善臨證筆記》這部有實用價值的著作，免費贈送呂梁醫界人士，在社會上引起較大反響。父親如果在天有靈，應該知足開顏，可以欣慰了。

這部中醫書已經過 30 餘年，承蒙讀者關心愛護，眾多讀者廣泛反覆試用，效果卓著，廣大群眾熱誠要求《王修善臨證筆記》再版發行。本書已得到山西科學技術出版社的大力支持，即將修訂再版發行，以滿足廣大讀者的需求。

王俊士

自 序

余涉獵醫道六十餘年。其間，所到之處，每有心得，輒援筆記之，備臨床之參考，驗學力之淺深。

中華人民共和國成立以來，中醫中藥備受重視。余每思毛主席「中國醫藥學是一個偉大的寶庫，應當努力發掘，加以提高」的教誨，遂欣然有感。久欲將得心應手者錄之公諸於眾，但自愧才疏學淺，恐貽笑大方。在黨政領導和同志的大力贊助和鼓勵下，終於不揣愚瞽，大膽應命，將畢生經驗細心整理，擇其一二，彙集成冊，取名《王修善臨證筆記》。證分七十六門，方列四百餘首，獻給黨政，敢云小補，聊盡利人壽世之夙願。

余今年逾八旬，精神欠佳，加之醫道不彰，文思鈍拙，是書疏漏和差錯在所難免，願就正讀者，幸其教我。

王修善

1970 年 5 月題於隰縣人民醫院

目 錄

第一部分・傷寒溫病

第二部分・風痺胸腹頭目等證

第三部分・婦科

第四部分・雜證

第一部分

傷寒溫病

◈傷　寒（傷寒溫病脈證）

經曰：「冬傷於寒，春必病溫。」《素問・熱論》云：「今夫熱病者，皆傷寒之類也。」玩一「類」字，傷寒溫病同源而異流，名稱不同，治亦有異。何則，傷寒隨感即病，由表傳裡，以發表為先，溫病感不即病，鬱之既久，由內達外，以清裡為急。所以，仲景著傷寒一書，言傷寒者，自秋風後至春分前止，若春分後則為溫病。論中又言，太陽病始得之，發熱口渴，不惡寒者為溫病。《內經》又有先夏至日者為病溫，後夏至日者為病暑。經論明文，斑斑可考。

自仲景而後，歷晉、唐、宋以來，千餘年間，無人剖析，無人不以溫病為傷寒，無人不以傷寒之方治溫病，寒溫混淆，得失參半。迨[①]金劉河間出，始著溫論，從此，傷寒溫病判然，而仲景之書得以昭著於世矣。茲將傷寒溫病之脈證分別如下：

傷寒一日，太陽受之。太陽之為病，脈浮、頭痛、項強、惡寒。太陽主表，為表之表。太陽，經也，膀胱，府也。經脈從巔絡腦，下項，循風府，挾背，抵腰。故有頭疼、項強、惡寒、腰脊強痛之見證。

二日，陽明受之。陽明之為病，胃家實，脈尺寸俱長。陽明主肉，為表之裡。陽明，經也，胃，府也。經脈起鼻頞，循鼻外，絡於目。故有身熱、目痛、鼻乾、不得臥之見證。

三日，少陽受之。少陽之為病，口苦、咽乾、目眩，脈尺寸俱弦，少陽主半表半裡。少陽，經也，膽，府也。經脈循脅、絡耳，故有胸脅痛、耳聾之見證。禁汗、吐、下三法。

四日，太陰受之。太陰之為病，腹滿而吐，食不下，自利益甚，時腹自痛，若下之，必胸下結鞕[②]，脈尺寸俱沉。太陰，經也，脾，臟也。經脈布胃中，絡於嗌，故有腹滿而吐種種見證。

五日，少陰受之。少陰之為病，脈微細，但欲寐。少陰，經也，腎，臟也。經脈貫腎、絡肺，系舌本。故有口燥咽乾而渴之見證。

六日，厥陰受之。厥陰之為病，消渴，氣上撞心，心中熱疼，飢而不欲食，食則吐蛔，下之利不止，脈尺寸俱微緩。厥陰，經也，肝，臟也。經脈循股內，入陰中，環陰器，抵少腹，貫心膈，故有煩滿囊縮之見證。此則六經及提綱脈證次第相傳之大概也。

然又有越經傳者，有傳二三經而止者，有始終只在一經者，有八九日仍在表，有二三日即傳裡者，又有由表而直中裡者，可汗、可下，當審證察脈，各經自有各經之見證可驗，但不可以日數拘泥。雖日數過多，脈大浮數，猶宜發汗；日數雖少，如有裡證，脈沉細數，猶宜下之。至於兩感，經不言治。先哲有謂，表重於裡者，以裡為主，稍解其表。裡重於表者，純治其裡，此說亦通。其合病、並病、霍亂陰陽易、瘥後勞復、痓、濕、暍等，按法施治，則庶幾[③]焉。

溫病則不然。始得之，頭痛、身痛，與傷寒無異。但不傳經，不惡寒，便發熱，脈洪長滑數，右手大於左手而異耳。此症，輕者用防風通聖散，以及涼膈、白虎、三黃石膏等湯，重者用黃連解毒三承氣之類，隨證施治則得矣。

傷寒之經驗不能備錄，略舉几案，以作參考。

曾治一人傷寒，結胸證具，醫用三承氣之類下之，藥下嚥，須臾藥水下趨而出，再下依然。如此數日，病勢轉重，神昏譫語。余診之，脈象沉數而見伏，腹滿堅硬拒按，舌乾身熱，喉嚨有痰聲，是水結在胸，食停腸胃，非承氣之類所能及也。

法宜大陷胸湯下之。又慮大陷胸猛於承氣多多，服之如再直趨下出，則誤事矣。思維再三，惟甘草味甘性平，入補藥補而不峻，入下藥下而不猛，能留中緩中，使藥入不直趨下出，庶或有濟。於大陷胸湯加甘草予之。

大陷胸湯加甘草

大黃12克，芒硝9克，甘遂（研）3克，甘草9克。

先煮大黃、甘草，再入芒硝、甘遂溫服，只服一煎。服後安睡五六小時，便黃水和糞，內有膿血，脈息不變。晚上又便二次，一夜安睡，天明清醒，脈靜身涼而癒。戒以不敢食厚味，服稀粥一月。

【按】傷寒結胸，或因邪在表誤下之，使裡氣虛，邪熱陷入胸中而成者，又有不因下，六七日邪不從表解，而結於胸為實熱者。此證不惟傷寒有之，溫病亦有之，然有大小之分。小結以小陷胸湯治之，大結以大陷胸湯治之。若結之太甚，滿腹堅硬拒按，命在垂危，非反佐甘草，不足以為治。不然藥入直出，有不貽誤人命者鮮矣！

隰縣城內李姓小女九歲，患傷寒結胸，身熱舌乾黃，喉中有痰聲，氣息不利，腹滿硬，大便秘結，脈沉數，亦以大陷胸湯加甘草而癒。方同前。

又治一人，病傷寒，經醫治療稍輕，即食肉麵，毫無忌憚，病勢轉重。身熱如火，神情恍惚，目不能視，耳不能聞，大便水瀉，日下數十次。醫見如此，謂為漏底傷寒，補之不敢，瀉之不能，決死無疑。

余診之，脈沉數，語言甚厲，舌乾而黃，肚腹堅硬，倏而[4]自己披衣下地，證屬有餘。至於日瀉十餘行，乃熱結旁流，非虛脫也。前食之肉麵，停留腸胃，猶未得出，此乃結胸熱實。法宜通因通用[5]，使邪與食並出或可望生。急以大陷胸湯合黃連解毒湯加甘草投之。

大陷胸湯合黃連解毒湯加甘草

大黃12克，芒硝、甘草各9克，甘遂、黃連各3克，黃芩、山梔各6克，黃柏4克，水煎溫服。

服後一夜安睡。及曉，大便黃水稠黏穢物，內有瘀血兩片，如豬肝狀。病家驚慌，延余再診。人已清醒，脈已和緩，渾身微潤。所謂裡氣通而表氣自達，病已癒矣。

續服增液湯 2 劑，即生地 18 克，元參 12 克，麥冬 6 克。囑食糜粥一月，百天以內不要飲酒食肉。

或謂大陷胸湯加甘草，悖[⑥]本經之戒，違仲景之法，離經叛道，莫此為甚。今雖僥倖，無乃行險乎？余曰：「子所言是守常之道，應變則不行。昔人云，用古方治今病，如拆舊屋而蓋新房，不經匠氏之手，經營如何得宜？人只知甘遂、甘草相反，而不知二物實有以相使。仲景甘遂半夏湯與甘草併用，正此意也。要知甘遂半夏湯中反佐甘草，是激之以猛；余師仲景法，於大陷胸湯中反佐甘草，是制之以緩，一猛一緩，雖所治之病不同，理則一也。所以，孫臏減灶勝龐涓，武侯添灶退仲達，運用之妙，存乎一心。醫法猶兵法，焉得謂之離經叛道！」余臨床每不得已而用之，靡不藥到病除。但性味相反，非見真守定，不可輕試。此實至理，而人以為異，故並紀焉。

余堂兄，體質素弱，商於外，病傷寒。發汗太過，遂漏汗不止。氣息奄奄，肩輿[⑦]回家。診之，六脈微細欲絕，一身手足冰涼，是汗多亡陽，治宜回陽。服四味回陽飲，藥下嚥三四小時竟逝矣！天將曉，侄叩門，知事不諧，啟門果然，侄邀我商殮事。至其家，已橫鋪木案，死在床邊。詢[⑧]之，氣絕二三小時矣！

因熱腸所迫，以手加鼻，氣息全無。摸頭微溫，按脈，尺中一會如有似無。余日：「無哭。在證雖無活理，在脈猶有生機。」急針人中，鮮血淋漓，忽然大咳一聲，唾出稠痰一塊，睜目良久曰：「如何將我睡在木案？」早飯後，兩眼赤腫、面赤、厲聲大罵，不避親疏，飲冷食涼，忽又自己下地欲走。余曰：「無恐。此因昨晚病勢危急，用藥太猛，藥性暴發，陽明受之，此經多氣多血，熱盛發狂。」以安胃飲合黃連解毒湯服之，1 小時許即睡。天明，其病如失。

四味回陽飲

黨參 15 克，附子、炮薑、炙甘草各 6 克，水煎服。

安胃飲合黃連解毒湯

陳皮、黃芩、木通、澤瀉、石斛、焦梔各 4 克，甘草 3 克，山楂 9 克，黃連、黃柏各 2 克，水煎服。

一工人，冬月傷寒，得之二三日，用洗澡發汗，夜半病勢更劇。面赤身微熱，頻頻汗出，惡寒，氣短促，舌潤，六脈微細欲絕。此內真寒而外假熱，證屬少陰。予以四味回陽飲一劑癒。

四味回陽飲

黨參 6 克，附子、炙甘草、炮薑各 3 克，水煎服。

一人傷寒，得之延長兩月。時時惡寒，不思飲食，兼咳嗽，六脈無力。此寒凝陰盛，內無火證。宜補陰分，托散表邪，使陰氣充而汗由陰達，寒邪不攻自散。治以理陰煎。

理陰煎

熟地 15 克，當歸 9 克，麻黃 4 克，炙甘草、乾薑、細辛各 3 克，水煎空腹溫服，連服 3 劑而癒。

景岳曰：「真陰不足或素多勞倦之輩，因而忽感寒邪不能解散，或發熱，或頭身疼痛，或面赤舌焦，或雖渴不喜冷飲，或背心肢體畏寒，但脈見無力者，悉是假熱之證。」宜理陰煎。加柴胡 4 克或 6 克更妙。若寒凝陰盛，邪難解者，加麻黃 6 克，最切於時用者也。

一戰士，參軍在外，偶患傷寒，治療四五個月倏差倏病，總未能瘳。請假歸里，半月後消瘦更甚。又寒熱往來，咳嗽脅痛，痰中帶有淡紅色血絲，腰臂手指盡痛，濈濈[9]汗出，心煩潮熱，日晡更甚，舌苔厚膩。脈洪弦而數，關有力。是少陽、陽明俱病，兼挾食無疑。

詢之，一病數月，多食肉麵。此經所謂「病熱少癒，食肉則復，多食則遺。」又數載離家，一朝聚會，男女之間，難免不慎。此色戕[10]於內，風寒乘虛襲之於外，以久病之軀，安能當此內外夾攻，無怪乎諸證蜂起。所幸脈證相應，尚可為力。病狀雖多，治分緩急。擬先以參蘇理肺飲，去參加止紅化痰之品。

加減參蘇理肺飲

蘇葉、陳皮、桔梗、前胡、雲茯苓、炙桑白皮、枳殼、澤瀉、竹茹各 4 克，杏仁、葛根各 6 克，甘草 3 克，半夏、紫菀各 9 克，浙貝母 7 克，水煎服。

次診，咳嗽稍止，痰中血絲亦減，他病依然。擬安胃飲合大柴胡湯加減。

安胃飲合大柴胡湯加減

石斛、黃芩、花粉、連翹、枳實、川厚朴各 6 克，柴胡、山楂、酒大黃、杏仁、紫菀各9克，陳皮、澤瀉、木通、竹茹各4克，甘草3克，水煎服。

一劑大便利。去酒大黃，再劑飲食稍進。越半月又診，精神與飲食並佳，惟小便赤澀，兩臂手指稍有疼痛，此餘邪不盡。又以安胃飲合桂枝湯加味予之，遂癒。

安胃飲合桂枝湯加味

陳皮、澤瀉、木通、黃芩、石斛、白芍、茵陳、沒藥各4克，山楂9克，白薇6克，焦梔3克，甘草、桂枝各2克，生薑3片引，水煎服。

一人病傷寒六七日，忽然衄血，日夜不止，神情昏迷。延余診視，身涼而潤，脈微細欲絕。此傷寒當汗不汗，熱邪入榮分，邪從衄解。今衄不止，血脫氣亦隨之而脫，不急補氣，斃可立待。

急以獨參湯頻頻飲之，其衄頓止，人事清醒。此則前人所謂氣固血自止之意也。

獨參湯

黨參31克或62克，水煎連服2煎。

鄭姓者一人，病傷寒。經汗下後忽然呃逆不止。延余診視，六脈沉澀，身微熱，大便微結，小水赤。其人憒憒[11]如醉如痴，呃逆之聲格格，一陣緊一陣慢，有時發一陣燒。證似血瘀，而不敢驟用逐瘀之劑。以橘皮竹茹湯去參加柿蒂，服之無效。繼以血府逐瘀湯加柿蒂一劑，病減大半，二便利，再劑癒。此法得之《醫林改錯》。

血府逐瘀湯加柿蒂

生地、當歸、桃仁、柿蒂各9克，川芎、桔梗、柴胡各4克，赤芍、紅花、枳殼、懷牛膝各6克，甘草3克，生薑引，水煎服。

一人傷寒後呃逆，症狀與鄭姓者同，亦以血府逐瘀湯加柿蒂癒。方同前。

一人四十歲，傷寒後晝則明瞭，夜則身熱如火，燥渴譫語，是邪熱入予血室無疑。血室不獨女人，男女皆有之。予以加減小柴胡湯一劑癒。

加減小柴胡湯

柴胡、元參各9克，花粉、山梔各6克，黃芩4克，生地12克，生甘草3克，黃連2克，水煎服。

一婦新產後病傷寒，醫謂產後氣血大虛，只守生化湯，略加疏風散寒之品。服數劑，燥渴譫語，大便秘結，小腹脹滿。其夫來問，余曰：「此乃太陽病不解，熱結膀胱，蓄血發狂。」以桃仁承氣湯予之而癒。

桃仁承氣湯

桃仁9克，大黃12克，桂枝、甘草、芒硝各6克，水煎服。

一婦傷寒臥床兩月，肌瘦骨立，渾身發熱，口乾舌絳，肚腹疼痛兼嘔吐。脈洪數，關有力，知胃有積熱而然。予以加味安胃飲，一劑安。

加味安胃飲

山楂3克，陳皮、木通、澤瀉、黃芩、石斛、檳榔各4克，生甘草3克，酒大黃9克，枳實、川厚朴各6克，水煎服。

一婦傷寒，發汗太過，遂漏汗不止，渴欲飲水。醫謂陽明證，以西瓜予之，大汗口渴仍不止。四肢厥逆[12]，脈似有似無，氣息奄奄。此乃汗多亡陽，真寒假熱。予以四逆湯加參一劑，脈復汗止而癒。此傷寒少陰證。

四逆湯加參

附子、乾薑、炙甘草各3克，黨參6克，水煎服。

一女十四歲，患兩感傷寒，來院治療。據云：3月13日夜，突然陰道內冷痛，陰戶向腹內抽縮。同時手腳厥逆，腹內疼痛，乳頭和臍亦向腹內抽縮，經當地醫生治療，施用針灸並注射冬眠靈，當時減輕，過時仍然。

後服龜令集數克，又稍減輕。二三日後病勢轉重，又加往來寒熱，口苦咽乾，目眩乾嘔，肚腹疼痛，不能食，有時汗出，二便不利。切其脈浮弦，有少陽之往來寒熱、口苦、咽乾、目眩、乾嘔等症，有厥陰之陰戶、乳頭抽縮和手腳厥逆等症。是少陽厥陰兩感兼夾食無疑矣。因表重於裡，治裡稍解其表，予以當歸四逆合小柴胡湯。服後寒熱減輕，手足乳頭抽縮亦減輕。而陰戶及臍抽縮更甚，口乾渴，大便不通，脈洪數。予以大柴胡湯，服後一切好轉，停藥五日。

患者又感每日下午 7 時，先寒後熱，一身酸楚，心煩頭目眩暈，肚腹疼痛，不能食，臍中如有蟲行，陰戶抽縮如前。此因飲食不節，維護不謹，重感六淫之氣，變而為瘧。予以柴平煎。服後飲食增加，又變為純寒不熱。因少陽之邪雖解，而厥陰之邪無路可出。因思經云：「太陰為開，厥陰為闔，少陰為樞。」此邪非借少陰之樞轉而出不足為治。又予當歸四逆湯加附子 3 克，吳茱萸 9 克，雲茯苓 6 克，澤瀉 4 克，於瘧發前 2 小時服藥，是晚無恙。臍不抽縮，陰戶抽縮亦減輕，飯量增加。但又退至上午發寒，是病退佳兆。診之，脈近和平。以當歸四逆湯加柴胡、半夏、生薑，掃除餘邪，兩劑而癒。

加味柴平煎

蒼朮、柴胡、川朴、陳皮、青皮、檳榔、半夏、當歸、知母、草果仁(煨)、威靈仙、雲茯苓、黄芩、木通、莪朮各4克，甲炙甘草2克，生薑3片引，水煎服。

當歸四逆湯加柴胡半夏生薑

當歸9克，桂枝、半夏、白芍各6克，細辛、木通、柴胡各4克， 炙甘草3克，生薑、大棗為引，水煎服。

服後其病如失。由此觀之，少陽、厥陰兩感治之如是，他經兩感可知矣。

【註】

① 迨——等到。

② 鞕——音硬。堅牢。

③ 庶幾——差不多。

④ 倏而——形容極快。

⑤ 通因通用——反治法之一。指用通利藥通利病證的方法。

⑥ 悖——衝突。

⑦ 肩輿——指轎子。

⑧ 詢——發問。

⑨ 濈濈——水外流的樣子。此處形容汗出連綿不斷。

⑩ 戕——損害。

⑪ 憒憒——形容心中煩亂不安之狀。

⑫ 逆——拘急抽搐狀。

溫　病

曾治一少婦，冬月產後三日，發熱頭痛身痛，面赤舌乾而渴，欲飲冷，六脈洪數，證狀脈象是白虎證無疑。因新產後正值隆冬，不敢驟用寒涼。躊躇間，忽悟捨時從證，予以白虎湯另吃西瓜而癒。

白虎湯

生石膏 15 克，知母 4 克，甘草 3 克，粳米一把。

先煮石膏數十沸，再入其他藥，煎至米熟，去渣溫服。

一少婦春月新產後七日，忽然頭痛身痛發熱。如此三四日，遍身出紅紫斑點，唇裂舌乾黃，渴欲飲冷，大便秘，神昏譫語，脈洪數。此溫毒發斑，因產血虛，熱邪乘虛而入血室。以小柴胡湯加減。

加減小柴胡湯

柴胡、元參、生地各9克，黃連、甘草各3克，天花粉、麥冬各6克，黃芩4克。

水煎加犀角汁五匙溫服。服後無效，次診以消斑青黛飲去參加大黃。

消斑青黛飲加減

青黛、元參、生地、大黃各9克，黃連、甘草、犀角絲各3克，石膏12克或24克，知母、柴胡各4克，薑棗為引，水煎服。

服後大便兩次，病勢稍減。然身熱如火，譫語仍然。三診以增液湯合大承氣加黃芩、黃連。

增液湯合大承氣加黃連黃芩湯

生地18克，元參、酒大黃各12克，麥冬、枳實、川朴、芒硝、黃芩各6克，黃連3克。

水煎溫服後便二次，病減大半，飲食乃進。然口乾身熱不解，皆因產後陰虛陽亢。囑以食梨，或生吃或熟吃10公斤方癒。

一人病溫經旬，壯熱而渴，眼赤鼻爛，唇裂舌黑，昏憒不省人事。六脈似有似無，腹滿鞕拒按，大便不行三四日。此陽明熱結，急宜瀉陽救陰。予以增液湯合大承氣湯加黃連黃芩一劑，便乾糞十數枚，再劑通，諸恙悉除。方與前同。

工人陳某病溫，始得之，頭疼、身痛、譫語，舌苔微黃，脈洪數，身熱如火。此三焦熱盛，予以黃連解毒湯安。

黃連解毒湯

黃連、黃柏各4克，黃芩、山梔各6克，水煎溫服。

某患者，病溫二三日，氣粗身熱，詈[①]罵不避親疏。起居自由，大府不通，脈實大有力，此陽明實熱。予以大承氣湯加味，便數次而安。

加味大承氣湯

黃芩、枳實、川朴、芒硝各6克，黃連3克，酒大黃12克，水煎服。

某患者夏月病溫，始得之，身熱蒸蒸，口渴喜冷，瀉利無度，完穀不化。醫謂暑瀉，投以清暑止瀉之劑不應。余診之，六脈洪數有力，知是三焦火盛，熱結旁流。予以黃連解毒湯一劑而癒。方同前。

一社員年四十餘，仲夏患溫，一身酸楚，兩腿痿軟，熱勢炎炎，大渴引飲，十指麻木，唇齒及足趾亦麻木，脈虛而長。經云：氣虛身熱，得之傷暑。此脾胃為暑濕所傷，脾主四肢，胃脈環唇挾口入齒，故有此見證。治以白虎加蒼朮湯。以白虎解熱，蒼朮燥濕而陡建陽明，一方兩扼其要。

白虎加蒼朮湯

生石膏（研）21克，知母4克，甘草3克，蒼朮6克，粳米一把，水煎服。

一劑後，大便瀉一次，熱退體舒，唇齒不麻木，手足麻木十去八九。又改服一劑而安。

生石膏（研）15克，**知母**4克，**甘草**3克，**蒼朮**6克，**生山藥**15克，**水煎服**。

余昔在籍，城內李姓之子，年十五歲。秋初病熱，身微酸楚，能食能跑，不以為然。十數日後，臥床不起。延醫治療二十餘天反而增劇，昏憒不省人事。眾醫束手，諉之不治。後乃延余，至則同前醫會診。彼等皆言陽證見陰脈，不可為力。

余診之，脈象若有若無，舌乾苔黃，舌面有白泡。按腹堅硬，呼吸似難，熱勢炎炎，是挾食無疑。與眾商一下法，僉②謂牛黃服了6克多，清下之藥，早已服過，況脈象見敗不勝再下。

余曰：「今此病結胸證悉具，又兼挾食，急下尚恐不救，緩則禍不旋踵③。雖脈象見伏，因邪火內鬱，陽證似陰，傷寒溫病間有是脈，可捨之勿論。」眾默然，似有難色。惟時患兒之父恐吾作難，直曰：「吾子猶兄之子也。固知病已凶多吉少，然尚有一息，不得不盡人事。請兄速賜一方，拯兒命於萬一，沒齒不忘大德。」其辭意懇切，動人心坎。遂援筆將方疏訖④，欲與眾商，詎知彼等一見大陷胸湯加甘草，竟不言一齊辭去。

余忖⑤彼等既不相商，必定散佈流言，恐李聞之生疑，則僨事⑥矣！即將甘草與甘遂相反相使之義為之解釋，安危在此一舉。座中患兒之舅父，即欲市藥，余止之請三思而行。伊等同聲曰：「漫不說相反，就是砒煬也在所不疑，請兄勿慮。」須臾市歸，付余檢驗。驗畢，囑服藥後至夜半大便行與不行告我。

時有未申[7]之交，余出街散步，遇友人某者倉惶告曰：「李之子，前數醫皆推諉不治。聞兄以大陷胸湯加甘草予之，現在滿城風雨，言今晚必死。兄何不恤名[8]耶！」

余曰：「吾固知不免傍人訕誚，但義不容辭。況醫乃仁術，見死不救，仁安在哉？吾寧怫逆[9]同道諸公，決不忍見死不救。滿城風雨，云何傷乎？」

晚間，正欲就寢，子父忽來，言大便已行一次，所下甚多，煩兄再往一診。余即偕行，至寢所，視便下之物，黃水與膿相參半盆，內有乾糞十數枚。脈息似有起色，按腹較軟，仍是呼喚不醒。恐陽亢傷陰，即以西瓜參白糖，用勺灌下。初時不咽，後慢慢下嚥。越灌嘴張得越大，咽得越快，一連灌了十餘匙。囑二煎藥不敢再服，今夜要輪流看照，不可有誤；米湯、西瓜，徐徐服之，不可有缺。可能大便還下兩三次，來日再視。

及天明，子父登門笑容可掬言：「果然不出所料。自兄走後，又便兩次，所便之物，穢氣比初次更甚，肚腹綿軟，塌陷成凹，熟睡良久。黎明呼之，能張目要吃，請兄再診。」診之，脈靜身涼，遍身微潤。須臾睜目良久曰：「王老伯何日來？」一家人皆笑。說畢竟要吃羊肉包子。余曰：「病新瘥，休說羊肉包子，就是米湯也不敢稠吃。俟一月外漸漸再加麵食，方保無虞。不然有犯《素問》『食肉則復，多食則遺』之戒。」是役也，若非李之篤信，患兒舅父之贊助，余雖守正不阿，救人之心切，能如之何？

陳修園曰：「病人之吉凶，寄之於醫。然權不操諸醫，而操諸用醫之人也。」誠哉斯言。

大陷胸湯加甘草

川大黃 12 克，甘草、芒硝各 9 克，甘遂（研）3 克，水煎服。此方只許服一煎。

一婦七十餘。四五年前偶得心跳病，亦不以為然。今冬一度飲食不節，又加感冒，驀然心裡發燒，一陣跳動，甚則昏迷，不惡寒，無汗，舌微乾。時值隆冬，衣被不能覆蓋前後心，時時想吃西瓜，想喝冷水，不妨喝上兩三口，覺心裡涼快清爽。脈沉而數，或三五至一止，或七八至一止，或一二十至一止。

此邪火內鬱，故脈見數中一止，是溫證無疑。雖然二火相臨為相得，不無亢害偏盛之弊。況相火居上，君火居下，乃為逆，更有甚焉，故有此症狀。可另吃梨漿。將梨鍘成細絲，盛在碗內，開水泡起，用匙攪勻，乘熱服下，只要想喝，隨便用之。以三黃石膏湯投之，發表清裡。一劑心跳稍安，惟心裡及諸處發燒仍然，大便不行五六日。又按前湯加減豆豉、麻黃，加酒軍 6 克，枳實 4 克，厚朴 4 克，服後雖無大便，然飲食稍能進，發燒亦稍減矣。又以麻仁潤燥丸改湯，加牛膝、肉蓯蓉、當歸、鬱李仁之類，大便還是乾結不下。後用灌腸法遂通而安。

由此觀之，《素問》運氣之旨，吾人雖未能深造，亦不可不讀。

【註】

①詈——即罵也。

②僉——全，都。

③禍不旋踵——形容在極短時間發生禍端。

④疏訖——把藥方開就。

⑤忖——思量，揣度。

⑥僨事——憤事，壞事也。

⑦未申之交——過去記時法，未時指下午一至三點，申時是下午三時至五時。未申之交，指大約下午三四點鐘的時間。

⑧恤名——愛護自己的名譽。

⑨怫逆——憤怒。

◈瘟　疫

春溫、夏熱、秋涼、冬寒，屬天地之常氣，人感之而病者為正令病。疵癘旱澇之不得其正者，為天地之雜氣，人感之而病者為瘟疫。其病瘟也，名稱攸異。有大頭瘟、軟腳瘟、蝦蟆瘟、瓜瓤瘟、疙瘩瘟等等，刊載方書，前人述之備矣，無庸再贅。

光緒庚子，歲大饑荒。辛丑秋七月下旬，余境忽然瘟疫盛行。發現一種轉筋霍亂，始得之，心腹絞痛，吐瀉大作，腿肚子轉筋，結起疙瘩，疼痛欲絕，冷汗頻頻，脈似有似無。重者朝發夕死，輕者也不出二三日。當時患此病之村落，互相傳染，交通斷絕，不幾日，吾鄉也有患此病者。

曾記得先父晝夜無分，為人治療。輕者先刺十二井穴及尺澤、委中、三里，重者刺無定穴。視腿肚子上那裡轉起疙瘩，青筋暴露，就在那裡亂刺。出紫黑血者，其腿肚轉筋立止。雖腹痛吐瀉，亦有生機。再視其人之強弱與病之輕重，消息治之[①]，十數日間均獲安全。其中有二人，針刺並不出血，先父云不能救矣，果不終日竟亡。

又甲寅歲秋九月，鄰有喪，余協理其事。開吊之日上午，病發熱，頭、身疼痛，或微惡寒者多多，人皆謂為感冒，不以為然。下午其病大作，一時患此病者紛紛，余亦在其中矣！方悟是瘟疫傳染。

診之，脈數無倫。一時用藥不及，急教眾人開水沖蜂蜜，白糖服之，較重者吃西瓜加白糖，俱要溫服。如此治療三五日，前村均獲安全，而後村又發現。輕者仍服西瓜之類，重者服清熱解毒之劑，不數日尋瘳。內有一人誤發汗，其熱不為汗衰，煩躁不食，遂致不救。此經所謂陰陽交[②]者死也。

又常見紅痧一證，有腫脖子者，有不腫者。始得之，氣粗身熱，身如塗朱，脈數無倫，俗謂紅痧腫脖子，或夾斑疹夾痧。此表裡三焦大熱，急以增損三黃石膏湯或黃連解毒湯之類服之。又經驗乾霍亂，一名攪腸痧，此證嘔不能出，瀉不能下，心腹絞痛脹滿，危候也。

先刺手十二井穴及尺澤、委中，內服玉樞丹，或灸關元、氣海二三百壯。若冷汗頻頻，身手足冰冷，急宜溫補，以四逆湯加人參，庶或有濟。又經驗痧證，此證忽然得之，心腹絞痛欲絕，不嘔不瀉，坐臥不能。可內服玉樞丹，外用刮痧法。

其法用半碗冷水，入麻油 50 克，再用古細瓷茶盅一個，將病人扶起坐定，脫去上衣，用茶盅蘸油水，向背上脊骨兩旁順下刮之，隨蘸隨刮，直至紅紫斑痧點子如錦紋滿背出現。

再如此法刮胳肘裡彎，即尺澤穴，趨下刮之，刮到兩手心出紅點子為度。再如法刮兩腿彎，即委中穴，一直刮到兩足心俱要出現紅紫點子為度，頃刻其痛如失。

余數十年經此數證，均按上法治之輒效。大抵瘟疫，乃天地之雜氣，常以肅殺[3]為心。有微甚之分，無一定之證，四時皆有之。其在豐年，惡厲之氣所鍾者微。閭里患者寥寥，且不傳染，人多忽焉而不之察，惟凶荒之後，種種惡穢之氣上溷[4]空明，下敗水土，毒氣所鍾者甚。故散於一境，殃及一境，散於閭裡，沿門合戶，互相傳染，親上親下，各從其類。雖病狀多端，一言以蔽之曰「清熱解毒」。若誤投表散，禍不旋踵。毫釐千里之謬，可不慎哉！

增損三黃石膏湯

石膏 9 克或 15 克，殭蠶、淡豆豉各 9 克，蟬蛻、黃柏各 4 克，薄荷、黃芩、知母、山梔各 6 克，黃連 3 克或 6 克，水煎去渣，入黃酒蜂蜜冷服。如大便燥結者加大黃 9 克或 12 克，其份量視人強弱老少增減之。火太盛者不用黃酒，溫服。

一人病大頭瘟，始得之左顴至耳前微腫，頭微痛，身熱微惡寒。越一日，滿面紅腫，如燙火所傷，起疱流黃水，脈洪而有力。予以普濟消毒飲外敷金黃散，反而增劇，守服兩劑少解。

命一面敷藥服藥，一面喝蜂蜜，每服 50 克。先用冷水將蜜攪開，添入開水乘熱徐徐服之。如此既不傷胃又能解毒。切不敢冷服，更不敢一頓服 200 克，以致敗脾傷胃。初服一天就喝了 500 克，猶不滿足。

家中人來問，余曰：「無恐。只要喝上舒服，而且想喝，就教他隨便喝。」二日，家中人又來問，言村中老者都說蜜是大涼大解毒之物，不敢多喝。雖暫時相宜，誠恐貽患將來。余問其病如何，答曰：「頭面腫稍退，眼亦能開了，飲食亦稍能進了。只是身熱不退，口乾發渴，時時要喝蜜水。」

囑每天只許喝 500 克，無庸服藥，守服蜂蜜即能了事，病退他就不喝了，勿聽外人之言。越三日又來問，一切諸病都好了，五六天共服 2500 克蜂蜜。所憂者服蜜太多，不知日後如何？余日：「無傷。」後一月其人能勞動。一日又來云，有醫者言，服蜜 2500 克，恐將來不免。余安慰之，伊始放心。此人後竟身強體壯，沒有出現其他病症。經所謂有故無殞，其此之謂歟！

普濟消毒飲

黃連（酒炒）、甘草、陳皮、馬勃、蟬蛻各 3 克，黃芩（酒炒）、連翹、板藍根、殭蠶、柴胡各 6 克，元參 9 克，薄荷、桔梗、牛蒡子各 4 克，升麻 2 克，水煎服。如大便秘者加酒大黃9克。此方統治大頭天行等瘟。

一人深秋勞動，臨風食飯，驀然肚腹脹滿絞痛不已，嘔不能出，瀉不能下，冷汗頻頻。三日後延余診視，脈象見代，肚腹上下高脹，當臍橫陷一溝。上下離脫，證屬不治。

一人長夏勞動過午，又飢又渴。路經瓜園，吃瓜太過，及回家不能用飯。頃刻間肚腹脹滿，嘔瀉不得出，身冷如冰，診之，六脈乍數乍疏，真臟脈見，不能為力。因熱腸所迫，治之以四逆倍黨參，已無及矣。

一人亦是長夏勞動，過食瓜果，其症狀與前二人無異。但六脈沉緊，面赤身溫，與前二人異耳。予以玉樞丹不效。其絞痛更劇，呼號連天，繼而氣息奄奄。一家人環坐而哭，令人難受。

忽然猛省蒜能開胃健脾，去寒濕，解暑氣，辟瘟疫，通關格，能達下焦，利大小便。即使家人取紫皮蒜一頭，剝皮讓病人咬爛，開水送下。連吃三四瓣，彼因辛辣太甚，辭不能食。少頃腹內作響，其痛少解，就枕安睡。睡二三小時許，二便通，腹減如故，其病如失。所謂因病制宜，何必拘泥成方。

回憶前二人之病，與此雖有些不同，然均屬於霍亂攪腸痧。彼雖見種種敗象，屬不治之證，悔未悟到食蒜、灸關元和氣海及刮痧等法，遺憾終身，胡可勝道！凡遇此證，如無蒜以薤白代之。取一把煎湯一碗服下，或生食亦可。以上三證，即後賢所謂陰毒之類。

一農人清晨割麥，飯時要歸，忽然腹痛欲絕，就地亂滾。扶回家仍是亂滾亂叫，四肢厥逆，坐臥不能，人皆謂邪祟作怪。余曰：「非也，是痧證發作。」遂用刮痧法，頃刻其病如失。

一婦三十餘，夜半驟得腹痛，亂滾狂叫。延余診之，是痧證無疑。亦用刮痧法，片時安靜如故。

昔余回家探視，途中遠遠望見一人在路上亂滾，至則是鄰村人，遂下馬問，不答，只是雙手抱頭臥地。須臾曰，在田勞動，天晚將歸，行至此，驀然腹痛難行。問素有腹痛病否，曰無。言畢又滾，知是痧證。奈日暮道遠，束手無策，只好試行手術治療。

教伊仰面朝天，兩腿伸展。余用兩手按定小腹，由上而下，由下而上，由左之右，由右之左，輕輕來回推動，仍叫苦不迭。又用雙手將少腹按住，兩大拇指按定氣海，縱橫按揉，或緊或慢，或輕或重，往來推動約數十下，雖拒按卻不打滾，看看黃昏，距村還遠，教乘馬不能，欲扶走不行。無奈將伊靠地塄坐定，即乘馬加鞭，直奔該村告知。伊兄等荷擔架就跑，余亦歸家。二日往視，言自先生走後，病痛全無，行至中途，遇見吾兄，而今再無痛苦感覺。合家致謝甚矣。土法治病，不無小補。

釘秤工人某者年三十餘。暮春一夜，忽然遍身疙瘩紛起，小如指頭，大如雞蛋。且痛且癢，皮色不變，大汗淋漓，陰器向腹內抽縮。經醫打針，陰縮雖止，而疙瘩痛癢依然。六脈沉微而緩。飲食尚好，亦無寒熱發渴等證。審證察脈，是風寒直衝厥陰。

《靈樞‧經筋篇》云，厥陰經「循股，結於陰器。」「傷於寒，則陰縮入。」《素問》又云：「天暑地熱，則經水沸溢，卒風暴起，則經水波湧而隴起。」今此病卒然暴發，其勢惡劣，因虛邪客於經之動脈，故遍身疙瘩紛紛。似此，非感四時之常氣為病，而感天地之厲氣，是瘟疫無疑矣。何則以瘟疫有微甚之分，無一定之證故也。予以加味敗毒散倍人參一劑恢復如故。

加味敗毒散

柴胡、前胡、防風、荊芥、桔梗、羌活、獨活、陳皮、藿香、枳殼各4克，雲茯苓、殭蠶、白芷各6克，生甘草、蟬蛻、川芎各3克，黨參12克，生薑3片引，水煎服。

【註】

① 消息治之——臨床觀察，隨證治之。

② 陰陽交——歲當在陰在右脈反見左，歲當在陽在左脈反見右，左右交見，謂之陰陽交。

③ 肅殺——燥金氣稱為肅殺之氣。

④ 溷——骯髒，溷濁。

時　氣

時氣者，非其時而有其氣。如春夏應溫熱而反寒涼，秋冬應寒涼而反溫熱。人感之而病者，往來寒熱，四肢厥逆或不厥逆，身熱如火，胸脅疼痛，不能轉側，咳嗽短氣而喘。甚則痰中帶血或唾血，一身盡痛如被杖，不能仰臥。此證甚少，人多不識。禁汗、吐、下三法。

一人感時氣，身熱如焚，微惡寒，胸膈間疼如錐刺，咳血短氣而喘，口苦咽乾，身如被杖，不能轉側，脈洪而數，證屬少陽。予以小柴胡合黃連解毒湯加減而安。

小柴胡合黃連解毒湯加減

柴胡9克或12克，酒黃連、甘草各3克，黃芩、天花粉、杏仁、蘇葉、山梔、連翹各6克，枳殼、桔梗、木通、竹茹各4克，甲瓜蔞泥15克。

此方胸脅痛甚去瓜蔞加白芥子6克，咳甚加炙冬花9克，血多加紫菀9克，如無大熱可去黃連。經驗已久，治時氣甚效。

一人五十餘，往來寒熱，一身盡痛，左臂不能伸屈，咳嗽氣短，痰中帶血絲，口苦發渴，不思飲食，大便燥而小便澀。經醫一度治療，又加唾血，氣味腥臭。寒熱變為每天一發或間日一發。發時先寒後熱，顫慄不已。少頃，大汗如雨而止。診之六脈弦數，知邪猶在半表半裡，雖兼瘧俱屬少陽。予以加減小柴胡湯，使邪仍從少陽之樞轉而出。

加減小柴胡湯

柴胡、紫菀、炙冬花、山楂、花粉各9克，黃芩、杏仁、焦梔、連翹各6克，桔梗、蘇葉、陳皮、枳殼、木通、澤瀉、竹茹各4克，生甘草3克。

水煎服一劑後，咳嗽少止，痰中無血，飲食稍進，惟大便燥甚。依照前方去山楂，加大黃9克，再劑癒。

【按】小柴胡湯是少陽主藥。少陽之為病，往來寒熱，目弦口苦，耳聾，咽乾，喜嘔，胸脅痛。凡傷寒溫病及感冒，但見一二證便是，不必悉具。只按小柴胡隨證加減施治，自能得心應手。至於治瘧，亦間有用之者。以瘧邪居半表半裡，脈弦屬少陽故也。婦人熱入血室，隨證加減施治，奏效甚速。惟人參非虛弱不可用。

又治一婦二十餘歲，孕五月，感時氣五六日，症狀與前同。但乾咳短氣，惟不唾血，渾身壯熱，亦按前方去陳皮、紫菀，加知母、浙貝母各6克，3劑得以痊癒。

瘧　疾

瘧之為病，由外感風寒入舍於半表半裡，與衛氣並居，屬少陽，脈自弦。故邪入於陽，其氣淺，其道近，其行速。衛氣者，晝行於陽，夜行於陰，其氣得陽而外出，得陰而內薄[①]，內外相薄，是以日作。其氣之舍深，入於陰，內薄於五臟，橫連募原[②]。其氣深，其道遠，其行遲，不能與衛氣俱行，不得皆出，故間日作。

又有十天半月一發者，每得之年老體弱之人。至於偏陰偏陽，其為純熱不寒之癉瘧，先熱後寒之溫瘧，純寒不熱之牝瘧，可汗，可下，可清，可溫，當隨證而施治。若久瘧不癒，腹中結有症癖，名曰瘧母，急按法施治。

然瘧與他病不同，治法有異。經曰：「方其盛時，必毀，因其衰也，事必大昌 ③。」蓋示人以瘧正發時不可服藥，若服之，寒藥助寒，熱藥助熱，非徒無益，反增其劇，知此始可治瘧矣。

加減柴平煎為治瘧之治平妥之劑。余於此方加減治瘧，先寒後熱者屢驗。於瘧發前兩小時將藥服之。如渴者去半夏加花粉，頭痛者加白芷，夜發者加當歸，便閉者加大黃，熱多寒少者加知母，寒多熱少者加桂枝。

加減柴平煎

柴胡、黃芩、蒼朮、川厚朴、陳皮、青皮、半夏、雲茯苓、檳榔、威靈仙、草果仁（煨去皮）各4克，炙甘草2克，生薑3片為引，水煎服。

曾治一人患瘧，先寒後熱，熱多寒少，以鱉甲飲主之。連服兩劑痊癒。

鱉甲飲

炙鱉甲15克，白朮、生黃耆、白芍各6克，川芎、檳榔、川朴、陳皮、草果仁（煨）各4克，甘草3克，生薑3片，大棗2枚，烏梅2個引，水煎服。

一人病瘧經旬，先寒後熱，以常山飲予之而安。

常山飲

常山（酒炒）6克，檳榔、草果仁（煨去皮）、貝母、知母各4克，烏梅2個、薑、棗、酒為引，水煎露宿一夜，清早空腹溫服。

一瘧者經醫調理，多日未癒。每日應期而發，纏綿不休。發時，純熱不寒，大汗淋漓，汗止身涼脈靜。此乃陽明邪變，予以白虎加桂枝湯，病發前兩小時服之，一劑癒。

白虎加桂枝湯

桂枝6克，生石膏12克，甘草3克，知母4克，粳米一把引，水煎溫服。

一患者年五十，體質素弱。秋月染瘧，純寒不熱，每日應期而發。寒慄鼓頷④，大汗淋漓，汗止則不寒矣。惟不思飲食，渾身微覺酸困，脈浮緩，尺中稍緊。此不獨肌病，表病猶在。予以桂枝二麻黃一湯，一劑癒。

桂枝二麻黃一湯

桂枝6克，麻黃（去浮沫）3克，白芍、杏仁各4克，生甘草3克，生薑5片，大棗3枚引，水煎溫服。

一翁病瘧，先寒後熱，或三五日一發，或半月十天一發，發無定期，脈無力。以「何人飲」治之得癒。

此瘧多得之年老體弱之人或體質單薄之人。此證發無定期，最為難治。將此藥每日服一劑或一煎，守服十餘劑，或可收效。

何人飲

何首烏 9 克，黨參 9 克或 15 克，當歸 6 克，陳皮 4 克，柴胡 2 克，水煎服。

一幼童，患瘧疾月餘，每晚即發，先寒後熱。肚腹大而左脅下有塊，堅硬如石，飲食不思，肌瘦骨立。以加減鱉甲飲予之，二三劑後，肚腹陷，塊軟小，飲食精神稍增。

加減鱉甲飲

醋炙鱉甲 9 克，草果仁（煨）、白朮、川芎、青皮、檳榔、紅花各 3 克，當歸、桃仁（泥）各 6 克，桔梗、赤芍各 4 克，生甘草、桂枝各 2 克，蒺藜（炒）7 克，生薑 3 片引，水煎服。

服後俟塊消大半，再服香砂六君子湯或散，徐徐調理，以善其後。

【註】

① 內薄——內迫。

② 募原——即膜原。為臟府之間的繫膜。

③「方其盛時，必毀，因其衰也，事必大昌」——出自《素問·瘧論篇》。盛，指邪氣盛；毀，指正氣受傷。這是說，當邪氣盛時不可攻邪，攻之則正氣受傷，待其邪氣衰時再攻之，事就可以成功了。

④ 寒慄鼓頷——寒慄，指因惡寒而發抖，也叫「顫

慄」。鼓頷，是形容惡寒時全身發抖，上下齒不斷地叩擊的樣子。

剛柔二痙

痙者，太陽中風，重感寒濕而為病也。以太陽之經，從巔絡腦，下項，挾背，抵腰，故項背拘攣，角弓反張①。無汗為剛痙，有汗為柔痙。二證均按如聖飲加減施治，靡不應手取效。

如聖飲

柴胡、黃芩、羌活、防風、川芎、白芷各4克，半夏、白芍、烏藥各6克，生甘草2克，當歸9克，生薑3片引，水煎服。

入薑汁、竹瀝更好。柔痙加白朮、桂枝各6克，剛痙加蒼朮、麻黃各4克，口噤牙咬大便實，加大黃。曾治柔痙二人，均按此方加桂枝4克奏效。

【註】

① 角弓反張——病人的頭項強直，腰背反折，向後彎曲如角弓狀。

第二部分

風痺胸腹頭目等證

中 風

岐伯曰：「中風大法有四：一曰偏枯，半身不遂也；二曰風痱，身無痛癢，四肢不收也；三曰風癔，奄忽不知人也；四曰風痺，諸痺類風狀也。」

然《素問》風論、痺論、痿論分為三篇，病源不同，治亦有異，茲試言中風。《金匱要略》云：「夫風之為病，當半身不遂，或但臂不遂者，此為痺，脈微而數，中風使然。」又云：「邪在於絡，肌膚不仁，邪在於經，即重不勝，邪入於府，即不識人，邪入於臟，舌即難言，口吐涎。」《金匱要略》明文如是，後世丹溪以為痰生火，火生風，河間以為將息失宜，心火暴甚，東垣以為本氣自病，諸家立論又如是。

竊嘗思之[①]，經云：「邪之所湊，其氣必虛。」恍然悟曰：人身以氣為主。經又云：「陽氣者，若天與日，失其所，則折壽而不彰。」[②]顧氣為陽，血為陰。氣者血之帥，血者氣之配，有形之血，全賴無形之氣以運用。則百骸九竅，一身四肢，各得其所，靈活自由。而人或因飢飽勞役及七情所傷，其氣必虛，虛則不夠分佈周身上下形體之用。氣併於左，邪乘於右，右被有形之陰血所壓，則右不遂。氣併於右，邪乘於左，左被有形之陰血所壓，則左不遂，此半身不遂之由來也。

此證始得之，按小續命湯加減治之，即防風 4 克，桂枝、麻黃、杏仁、川芎（酒洗）、白芍（酒炒）、人參、炙甘草、黃芩（酒炒）、防己各 3 克，附子 1 克，薑棗為引，亦有能癒者。虛甚按黃蓍五物湯加當歸、川芎，右不遂倍黃蓍、生薑三片、竹瀝三匙為引。

腿膝軟者加牛膝，骨軟者加虎骨，筋軟者加木瓜，經絡不宣通有寒者，加炮附子。又經驗頭昏沉者，加明天麻、白菊花；臂腿間有疼痛之處，加桃仁、紅花、南星、鉤藤之類。口眼喎斜者，以加味牽正散；語言謇澀[3]者，以資壽解語湯；痰迷心竅，舌強不能言者，先用紅靈丹通鼻中，有嚏者生，無嚏者死。次用滌痰湯。

若乃卒然倒地，口開、手撒、目閉、鼻鼾、遺尿，臟氣絕也。汗出如珠，面如妝粉，真陽鼓散於外也。明明真氣虛脫，與風何涉。如見一二證，治之得法，尚有得生者。總之，中風以治氣為主，治風為末，苟徒以風治，虛虛之禍，曷勝道哉！

一人五十餘歲，患右半身不遂，麻木不仁，臂腿雖不方便，亦能行動，脈微。治以加味黃蓍五物湯而安。

加味黃蓍五物湯

黃蓍 15 克，桂枝、白芍、片薑黃各 6 克，防風、明天麻、防己、秦艽、羌活各 3 克，生薑 6 克，大棗 2 枚引，水煎服。

一婦忽然口眼喎斜，右臉麻木。陽明之脈環唇挾口，太陽之脈起於目內眥，二經中風，故有是證。內服加味牽正散，外用蓖麻子 31 克，冰片 1 克，寒天加乾薑、附子各 3 克，搗成膏狀，左歪貼右，右歪貼左，日夜貼之，以瘥為度。

加味牽正散

生黄蓍 15 克，全蠍、殭蠶、白附子、桂枝、防風、明天麻、川芎各 4 克，當歸 6 克。

此方全借生黃蓍之力以收效，不然風非不出，出而復入，勢將莫御。

一婦女身體肥胖，每天右半身臂顫腿僵數次，每次不過七八分鐘。然無痛癢，不惡寒，過此一切正常，數年不瘥。診於余，問其故，答曰：「此緣形盛氣虛，虛則腠理④不固，風邪乘之。有時經脈行至有邪之處，邪正相爭，其病乃作。如不早治，恐致半身不遂。」方用加減續命湯，再無發作。

加減小續命湯

防風 4 克，麻黄、炙甘草、杏仁、川芎、酒黄芩、知母、桂枝各 2.5 克，人參、石菖蒲各 3 克，生石膏 6 克，生薑 3 片、竹瀝 3 匙為引，水煎空腹服。

一老者患左身不遂，口眼喎斜，皮膚麻木不仁，微僵微痛，然頗能行動，脈微細。予以加味黃蓍五物湯。

加味黃蓍五物湯

生黄蓍 15 克，桂枝、白芍各 6 克，川芎、膽南星、陳皮各 4 克，當歸 9 克，防風 3 克，炙甘草、紅花各 2 克，生薑 3 大片、大棗 2 枚為引，連服 2 劑病減大半。又依此方去陳皮，加牛膝3克，沒藥6克而癒。

一人三十六歲，體態腫壅，忽患右身不隨人用，手足無力而重墜，痲木微腫，行履惟艱，非拄杖不可，六脈沉而微細。先以黃蓍五物湯，守服二十餘劑，棄杖而能行動，後又服加味十全大補丸，徐徐而癒。

黃蓍五物湯

黃蓍60克，桂枝、白芍、生薑各9克，大棗5枚，水煎服。

加味十全大補丸

黨參、白芍（炒）、雲茯苓、熟地、當歸、白朮、炙黃蓍各30克，川芎21克，牛膝、炙甘草各15克，肉桂、附子各9克，共為細末，煉蜜為丸如桐子大，每服9克，早晚空腹開水送下。

徒工張某，素無疾病，忽一夜睡覺及曉，右半身不能動彈，臂腿痲木微疼，無寒熱，脈微弱，然五官端正，語言清利，神識清楚。予以小續命湯，四劑足手能伸展。按此方加紅花、南星，二劑能下床走動。最後改服黃蓍五物湯，加紅花、當歸、川芎數劑而癒。

寧姓嫗郭氏，年逾花甲，素多病，常有心慌失眠疲乏之感。一日在園中栽植，忽聽有人尖叫，陡然驚仆，即患左半身不遂。顏面痲木，巔頂悶痛，冷汗淋漓，胸滿腹脹，不思飲食。脈寸關浮弦，尺中沉細，舌上苔白。此緣驚駭受病，驚則氣亂，引動內風，非外中之風也。即東垣所謂本氣自病，經所謂邪之所湊、其氣必虛。予以小續命湯加減。

小續命湯加減

人參、當歸、桂枝、黄芩、防風、枳實、澤瀉各3克，川芎、附子、羚羊角各2克，炙甘草1.5克，竹瀝1瓶引，水煎服。

次診，脈息較和，睡眠安靜，汗斂痛輕，但胸滿氣脹如故，大便不行已三日。予以三化湯（即羌活、川朴、枳實、酒大黃各4克，水煎服），服後下燥糞七八枚，府氣遂通，稍可進食。雖見小效，尚不敢有恃無恐，又予小續命湯加減。

小續命湯加減

人參、當歸、酒白芍、桂枝、防己、枳實、桔梗、防風各3克，川芎、附子各2克，麻黄、炙甘草各1.5克，竹瀝1瓶引。

兩進續命湯大有好轉，左手足略有知覺，稍能伸展，起坐自由。脈象和緩，但又大便燥結，於前方去麻黃、桔梗，倍當歸、白芍，加玉米9克，牛膝、酒軍各4克，連服4劑，手可握，足可動，且能倚壁試步。雖左半身時覺抽麻，可責之氣血虛衰。書云「氣主煦之，血主濡之」，宜補益氣血，疏通經絡，邪自去而正自復矣。

改服八珍湯去熟地加黃耆、肉桂、秦艽、威靈仙，十餘劑而安。

【註】

① 竊嘗思之——竊，這裡指我，個人。嘗，曾經。即我曾經想過這個問題。

② 失其所，則折壽而不彰——語出《素問·生氣通天論篇》。大意是，人體的陽氣失所，就會在不知不覺中夭折壽命。

③ 謇澀——講話遲鈍、不順利。

④ 腠理——指皮膚與肌肉交接的地方。

痺　證

痺者，痛也。風寒濕三氣雜至，合而為痺也。其風氣勝者為行痺，其痛走易不定；寒氣勝者為痛痺，陰寒痛苦也；濕氣勝者為著痺，痛而重著不移也。蓋痺者，閉也，經絡閉塞不通因以為名。

又有周痺，經云：「內不在臟而外未發於皮，獨居分肉之間，真氣不能周。」此證或痛或腫，或兩手足，或隻手足，或從上而下，或從下而上，患有定處，痛無止歇。又有筋、骨、脈、肌、皮五痺。論證《素問》載之詳矣，論治《醫宗金鑑》述之備矣。

一人四十餘，患右臂及肩膀手指麻木而痛，惡寒脈微，屬周痺。以加味黃蓍五物湯五劑癒。

加味黃蓍五物湯

生黃蓍 15 克，桂枝、白芍、片薑黃、生薑各 6 克，木瓜3克，附子、紅花各2克，大棗2枚為引，水煎服。

一人初患肚腹疼痛，一身盡痛，右臂腿更甚。及後有時腹痛身不痛，有時身痛腹不痛，飲食減少，肌肉消瘦。此乃氣血皆虛，風寒乘之，由外及裡，為裡外去來痛。有時裡邪凝甚，經脈行至凝處則腹痛；有時外邪凝甚，經脈行至凝處則身痛。

治宜氣血雙補，疏通經絡，使氣充血足，內外皆通，何痛之有。予以加味八珍湯。

加味八珍湯

黨參、白朮、當歸、川芎、酒白芍、雲茯苓、沒藥、熟地、防己各6克，甘草、細辛、桂枝、川牛膝各3克，生黃蓍9克，羌活、威靈仙各4克，附子2克。

水煎空腹守服數劑病減。依照前方7倍，煉蜜為丸，每服9克，早晚空腹開水送下，服畢而癒。

一人遍身疼痛，腰腿更甚，六脈沉細，此經所謂痛痺也。以加味八珍湯安。

加味八珍湯

熟地、酒當歸、酒白芍、酒川芎、黨參、沒藥、雲茯苓、防己、白朮各6克，生甘草、附子各3克，羌活、獨活、細辛、桂枝各4克，巴戟（去心鹽水浸）6克，水煎服。

一人足跟痛如錐刺，微熱微腫，脈沉而弱，此腎虛濕盛，方用加味六味地黃湯數劑癒。

加味六味地黃湯

熟地12克，山藥、山茱萸、防己、蒼朮、酒黄柏、沒藥各6克，丹皮、雲茯苓、澤瀉各4克，牛膝3克，水煎服。如口渴者加麥冬6克。

一老農六十三歲，腰痛甚，俯仰不能，此濕氣勝也，故病而重著不移，是為著痺。方用加味二妙散數劑康復。

加味二妙散

蒼朮、酒黄柏、防己、沒藥各6克，牛膝、川芎、木瓜各4克，當歸、炒杜仲各9克，桂心2克，水煎服。

一農民，患腰腿疼痛，屈伸不利，六脈沉細，此屬腎氣虛寒，寒則氣收[①]。治以加味八味丸，寒者熱之之義也。

加味八味丸

熟地31克，山茱萸肉、山藥、枸杞、炒杜仲各15克，肉蓯蓉、巴戟（去心鹽水浸）各18克，牛膝、油肉桂各9克，附子、沒藥各12克，雲茯苓、澤瀉、丹皮各11克，共為細末，煉蜜為丸，每服9克，早晚空腹開水送下。

一老者，偶患左肩臂手虎口及指頭疼痛，脈微弱，無其他證象，也屬周痺，治以加味黃蓍五物湯痛止病去。

加味黃蓍五物湯

生黄蓍、當歸各9克，川芎、南星、蒼朮、酒黄柏、沒藥、威靈仙各4克，片薑黃、桂枝、白芍各6克，生薑3片引，水煎服。

一患者，足跟足心上至膕間、腰胯疼痛，左重右輕，行履且僵且直，尺脈無力，當責之腎虛。予以經驗方。

經驗方（補腎定痛湯）

熟地15克，山藥、山萸肉、牛膝、蒼朮、酒黃柏、沒藥、川芎各6克，炒杜仲、酒當歸各9克，附子、桂心、威靈仙各4克，水煎空腹服。

一痛痺患者，肩背臂膀腰腿俱痛，其腿更甚，且僵且冷，脈沉遲。以加減獨活寄生湯，四劑知，十劑癒。

加減獨活寄生湯

黨參、蒼朮、雲茯苓、川芎、當歸、熟地、酒白芍、秦艽、羌活、沒藥各4克，生甘草、川牛膝、遼細辛、桂枝各3克，炒杜仲6克，附子2克，蒼耳子12枚引，水煎服。

一人感冒新癒，續得渾身惡寒，走疼走痛，不紅不腫，不能行動，脈浮緊，此經所謂行痺也。以身痛逐瘀湯加減而安。

加減身痛逐瘀湯

當歸、生蓍（鹽水炒）、桃仁各9克，川芎、蒼朮、酒黃柏、沒藥、紅花各6克，牛膝、羌活、秦艽、桂枝、威靈仙各4克，香附3克，附子1.5克，水煎服。

一婦肩膀手腕足踝隨痛隨腫，數年不瘥，以致肌肉消瘦，不能勞動，此風濕為病，以身痛逐瘀湯加減，守服二十餘劑安。

加減身痛逐瘀湯

當歸、桃仁泥、地龍（去土）各9克，川芎、紅花、沒藥、蒼朮、酒黃柏、赤芍各6克，甘草、羌活、秦艽、牛膝各4克，香附3克，水煎空腹服。

如氣虛者，加黃蓍9克或15克，臂膀手指痛甚者，加桂枝3克，白薇6克。

一婦秋九月下河洗衣，即得手足麻木，筋骨疼痛，有時手足縮不能伸，脈浮緊。暮秋氣爽，陰升水涼，濯水過長，寒濕凝滯經絡，氣血不能流通，宜順氣溫經散寒。方用加味烏藥順氣散。

加味烏藥順氣散

烏藥、陳皮各6克，麻黃、川芎、白芷、桔梗、枳殼、乳香、沒藥各3克，殭蠶、炮薑、附子各2克，炙甘草1.5克，生薑、大棗引，水煎服。

一婦四十四歲，去秋患遍身走疼走痛，凡痛處胖腫發燒，至今春其痛更甚，坐不能臥，臥不能坐，飲食二便正常，脈浮緊。此風兼濕，經所謂行痺。予以加減四物合二妙散數劑，能拄杖出門。苟能耐心調理，尋癒無疑矣。

加減四物合二妙散

川芎、赤芍、沒藥、防己、蒼朮、酒黃柏、紅花各6克，當歸、桃仁（泥）各9克，羌活、防風、桂枝各4克，麻黃2克，蒼耳子2克引，水煎空腹服。

一老者患周痺，有時抽縮而痛，脈微弱，方用加味八珍湯癒。

加味八珍湯

黨參、白朮、雲茯苓、熟地、當歸、川芎、酒白芍、生黃蓍各6克，甘草、附子、桂枝各3克，防風、鉤藤、明天麻各4克，水煎服。

一青年教員患周痺，與前案不同者是兩腿至膝以下痠痛，微惡寒，六脈沉而微。予以加味八珍湯。

加味八珍湯

黨參12克，白朮、雲茯苓、熟地、酒白芍、酒當歸、蒼朮、酒黃柏、炒杜仲各6克，甘草、細辛、獨活各3克，酒川芎、川膝各4克，製附子2克，水煎服。

一患者足跟抽搐[②]，上至膕間。前陰、手指頭、牙槽痛癢，甚則渾身痛癢，難名其狀，二便正常，六脈微弱。予以金匱腎氣丸稍減，繼服十全大補丸，日漸康復矣。

一人臥冷床，蓋單被，左肩膀且僵且疼，不能伸舉，予以黃蓍五物湯加減，二劑癒。

加減黃蓍五物湯

黃蓍9克，當歸、沒藥各6克，赤芍、桂枝、南星各4克，紅花2克，防風3克，生薑4克，大棗2枚引，水煎服。

一人頭昏已數年。其初時昏時輒，又兼雙腿疼痛。漸漸頭昏，腿痛無止歇，六脈微弱，寸中更甚，此氣血不能周，為周痺，服加味十補湯十劑，諸病悉除。

一識醫者問，觀痺證中周痺數案，變方有三，而皆中要害，是何道理？答曰：痺證有數痺，因其所中之邪氣和表現之症狀不同故有分別：周痺有數異，因其病因多而病狀雜故有變化。人體有強弱，年齡有大小，環境有懸殊，起居有差別，故同是一病，症狀往往不同，即所謂同源而異流，一本而異標，故不能執一方而治百病。

善醫者醫變，在變化中掌握規律，以「變」治「變」。余所以治周痺而投黃蓍五物、八珍湯、加味十補湯之類，蓋出於此心也。前人有言：知常為易，知變為難。病有千變，而藥亦有千變，正是此理。聽者唯唯，遂不疑矣。

加味十補湯

黨參、白朮、雲茯苓、當歸、熟地、酒白芍、木瓜、防己各6克，生甘草3克，川芎、明天麻各4克，生黃蓍9克，肉桂、附子各2克，水煎空腹服。

孫真人上唐太宗風藥論，通治三十六種風證。其方為：

羌活、當歸、獨活、防風、明天麻、川烏、川芎、草烏(去蘆,用濃甘草水一茶盅煎至五分,曬乾為末)、海桐皮、何首烏(不犯鐵器)

上10味各30克,9味生用,共搗細末,煉蜜為丸如桐子大,每服1丸,空腹細嚼溫酒服。此丸治腿疼,且僵且冷,無論遠年近月,服之未有不癒者,屢經屢驗,故錄而出之。

【註】

① 寒則氣收——語出《素問·舉痛論》。收,斂縮的意思。寒氣傷人肌膚,則毛竅緊閉,陽氣收斂,汗不得出,出現痙攣疼痛。

② 抽搐——肌肉不自主地、劇烈地收縮。

痿證

痿證有五:心痿、肝痿、脾痿、肺痿、腎痿。皆因肺有熱,陽明虛而成。經云:「肺熱葉焦,發為痿躄[①]。」蓋肺者,相傳之官,為氣之主,治節出焉。人生之運動,皆由於肺,肺熱葉焦,則氣無所主,而失其治節,故五臟因肺熱葉焦,發為痿躄。經又云:「治痿獨取陽明。陽明者,五臟六腑之海,主閏宗筋,宗筋主束骨而利機關……故陽明虛則宗筋縱,帶脈不行,故足痿不用也。」以二妙散加玉米、懷牛膝之類主之。

然痿與風痺多有相似者,如或兼痺、兼風、兼虛者,雜以治虛、治痺、治風之藥。或不用二妙散亦可,或倍用二妙散也可，不必膠柱鼓瑟，以致誤事。

一人痿病，兩腿幾至痿軟不能動。以加味二妙散二劑安。

加味二妙散

蒼朮、酒黃柏各9克，玉米21克，牛膝3克，水煎空腹服。

一農民，長夏患兩足痿軟不隨人用。每天下午高燒，大渴引飲，大汗淋漓，脈洪而數。病由冬不藏精，至春感溫，至夏感熱，伏火內發上併於陽明。

純熱不寒者為癉瘧，宜先治其瘧，後治其痿。治瘧以白虎加桂枝湯。

白虎加桂枝湯

生石膏15克，知母4克，甘草3克，桂枝6克，粳米一把引。

服後大汗高燒稍止，而痿依然。又予白虎合二妙生脈散一劑癒。

白虎合二妙生脈散

黨參、麥冬各9克，生石膏15克，甘草3克，知母4克，蒼朮、黃柏各6克，玉米21克，水煎服。

一職工三十八歲，無故臂腿手足麻木不仁，身痿軟無力，手足更甚。右腿時時惡寒，右手虎口肉塌陷，手背皮膚乾枯，左手足較輕。稍覺氣短，自汗盜汗，肌肉跳動，脈沉而微弱，兩寸尤甚，飲食二便正常。此乃氣血皆虛，肌肉痿縮，即經所謂三陽三陰發病，偏枯痿易，四肢不舉。以小腸行手主液，膀胱行足主筋，脾主四肢，肺行諸氣，四經並病故然。

擬以加味八珍湯，守服三十餘劑，諸病十去八九。依照原方五倍，共為細末，煉蜜為丸，早晚空腹開水送下9克，以期復元。

加味八珍湯

人參、炒白朮、雲茯苓、當歸、熟地、木瓜、酒白芍各6克，甲炙甘草、附子各3克，川芎、桂枝、威靈仙、川牛膝各4克，生黃蓍15克，防風1.5克，生薑3片、大棗4枚引，水煎食後服。

一人二十餘，患痿年餘。一身四肢痿軟，不疼不痛，又無寒熱發渴等症，大便稍硬，不思飲食。年來其軟更甚，又加頭暈目眩，有時行走跌倒在地。予十全大補湯，連服兩劑無效。忽悟「治痿獨取陽明」，予以加味二妙散一劑，飲食大進而強健矣。

加味二妙散

蒼朮、黃柏（酒炒）、石斛、肉蓯蓉各6克，玉米20克，檳榔、陳皮、川厚朴各4克，山楂9克，當歸9克，水煎空腹服。

一人春二月患痿，六脈微弱，飲食二便正常。先服加味二妙散二劑不應，繼服生脈散三劑癒。由是觀之，肺熱葉焦，則生痿躄，經之所言，信不虛也。

生脈散

黨參12克，麥冬9克，五味子4克，水煎空腹服。

一男人五十餘，患痿四五個月，兩腳麻木，微痛而軟，有時跌仆臥地，無其他病症。此痿兼痺，予以加減金剛丸改湯十劑日漸痊可。

加減金剛丸改湯

川萆薢、菟絲子各9克，牛膝、蒼朮、防己、酒黃柏、炒杜仲各6克，玉米21克，水煎空腹服。

任姓童男十五歲，患痿證來院治療。據乃父母云，此子自小身體弱薄，間患尿白，亦無痛苦，不以為然。於八月間偶患頭疼身痛，高燒口渴，自汗出。如此二三日，忽然痛止燒退，而半身以下完全失去知覺，痿軟不能動，二便全不自知。經醫治療兩月，病勢轉劇，消瘦異常。診之，脈虛而數，身微熱，舌苔稍黃而潤，不思飲食。

患兒自云，自臍至背如帶緊束，臍以上雖麻木亦有知覺，臍以下毫無知覺。小腹脹滿，大府不通，小便頻頻，渾濁不清，陰莖腫脹，直挺不倒，兩膝及股緊緊合抱，膝以上至髀皆腫，膝以下因被熱湯騰之，皮膚盡爛，異常痛苦，晝夜依壁而坐。

其症狀複雜至極，似難著手，然五官端正，語言清利，氣息和平，雖肌瘦骨立，而神色不敗，尚可為力。此緣夏月傷暑，火旺灼金，其邪伏留而不去，至秋因有外感，伏邪內發，內外合邪，見證若是。因暑濕為患，宜先清其熱再治其痿與兼證，徐徐圖之。

先以加味人參白虎湯予之。二劑後，脈稍緩，熱退汗止，苔黃退，右腿至膝以上略有知覺。次診，以加味二妙散治痿。服後病無變化，但覺半身以上發癢。依照上方加知母 9 克，牛膝改為 6 克，連服 2 劑。四診，大便通，食慾稍振，一切較前起色，然陰莖直挺不倒。囑用甘草梢 9 克，開水漬濃汁，以新棉花蘸汁洗之。甘草能解百毒，其梢直達莖中，取以梢治梢之義。斯時雖然有些好轉，而兩膝胖腫不減，擬以加味五積散，發表溫裡。

連進數劑，膝以上腫退，略有知覺，左腿亦自跳動，惟兩膝胖腫仍然。改服加味獨活寄生湯，又薦我院一中醫按摩，雙管齊下，漸漸右膝胖腫全消，右足腿能動，雖左膝胖腫不退，病有轉機，信心乃增，試行外治法，以樟腦、生梔子、白芥子各 9 克，共為細末，同白麵 30 克拌勻，以白酒調稀糊，塗患處，日 3 次。

三五日後，皮膚出現青紫點，其腫縮小，左膝以下也有了知覺，一切見佳。惟脈象尺中無力，予以六味地黃湯加萆薢、桂心、防己、川牛膝、木瓜、炒杜仲治痿，以大防風治膝眼風，輪流接服。大小便有了知覺，小便淋漓頓止，然仍是屎尿同出，不能自禁。

經云：「腎者胃之關，前陰利水，後陰利穀。」因此子先天不足，又久病，腎氣更虛，虛則不能收攝故也。接服金匱腎氣丸改湯，加炒杜仲、菟絲子，十全大補湯加炒杜仲、牛膝、附子、獨活，二方交替服之。脈近和平，精神倍增，屎尿自由而能分出。從此，諸病逐步好轉，能安枕就寢，轉側自由，任意活動。奈兩膝合抱不能開展、舉步艱難。

此經所謂「膝者筋之府，伸屈不能，筋將弊矣。」擬以加味八珍丸舒筋健步。間服炒杜仲 30 克，牛膝 3 克，水酒各半煎，食前溫服。半月間，左膝腫脹全消，左足亦有了知覺，而小便數，有時仍渾濁不清。再投加減萆薢分清飲，數止濁清，膝股開展，伸屈自由。

繼服加味十全大補丸加玉米、防己、炒杜仲。服至一月餘，左足活動，能拄杖出門。囑服大防風湯改成丸和八味丸，以善其後。

余著手此病，由冬到夏，歷時八月，病變糾纏，頗費苦心。其間，有時感冒，有時飲食不節，肚腹不快，又有一度痢疾，皆隨證施治，均獲安全。

加味人參白虎湯

黨參、蒼朮、酒黃柏各6克，生石膏15克，知母5克，麥冬9克，生草3克，粳米20克，水煎服。

加味二妙散

炒蒼朮、酒黃柏、防己、木瓜各6克，玉米21克，麥冬、絲瓜絡、川萆薢、肉蓯蓉各9克，懷牛膝5克，水煎服。

五積散

蒼朮6克，川朴、枳殼、陳皮、人參各5克，當歸、川芎、白芍、半夏、白芷、桔梗、雲茯苓、懷牛膝、細辛、桂心各3克，生甘草、乾薑、麻黃各2克，水煎服。

加味獨活寄生湯

黨參、雲茯苓、桑寄生、川萆薢、炒杜仲各6克，熟地、白芍、當歸、獨活、防風、牛膝、秦艽各5克，生甘草、川芎、細辛、桂心各3克，生薑3片引，水煎服。

加味八珍丸

高麗參、雲茯苓、酒杭芍各9克，白朮、炒杜仲各15克，生甘草、川芎、川牛膝、續斷各6克，熟地、當歸各12克，桂心5克，南木耳（醋製去蒂）30克，煉蜜為丸，早晚空腹開水送下9克。

加減萆薢分清飲

川萆薢、山藥各9克，烏藥、益智仁、炒杜仲、黨參、生黃耆、防己各6克，石菖蒲3克，玉米21克。

大防風湯

人參5克，白朮、防風、羌活、熟地、杜仲各6克，官桂、炙甘草各2克，黃耆、白芍、牛膝、附子、川芎各3克，水煎服。

【註】

① 痿躄——躄，瘸也。足痿不隨人用。

◆心腹諸痛（附脾胃病）

心腹痛有九種，即蟲痛、疰痛、氣痛、血痛、悸痛、食痛、飲痛、冷痛、熱痛，其病因和治法《醫學三字經》言之詳矣。

凡腹痛應按部位分別治之，臍以上屬太陰，中臍屬少陰，臍下屬厥陰，兩脅屬少陽、厥陰交界。宜審其交界，辨虛實寒熱，可補可下，可溫可通，各隨其證治。至於真心痛，經方不治。蓋心為一身之主，神明之官，邪不易犯，其犯包絡，亦已甚矣，矧心君乎！

一人冬月途中飢餓，食冷物，須臾肚腹疼痛欲絕。如此一二日，面色黑黃，肚腹脹大，坐臥不能，大府秘結，六脈沉緊。以加味厚朴三物湯服之，便下數次安。

加味厚朴三物湯

厚朴12克，枳實6克，大黃9克，藿香、陳皮各4克，桂心、公丁香、廣木香各3克，水煎溫服。

一人腹滿微痛，飯後更甚，食慾不振，大小便自利，脈沉而關滑。此脾胃虛寒兼有食積，治以治中湯加味。

加味治中湯

黨參、白朮各6克，炮薑、陳皮、青皮、川厚朴、枳殼、澤瀉、草果仁(煨研)、檳榔各4克，炙甘草、廣木香、三棱各3克，痛甚加桂心。

一少年，端陽節飲酒食肉，又食冷角黍。食畢口乾發渴，以冷水調白糖飲之，下午胃脘突然高起如覆杯狀，疼痛欲絕。更兼身熱口乾，不欲飲水，大府不通，小便赤澀，脈浮緊。此乃貪食厚味，冷熱相搏，以加味香砂枳朮湯安。

加味香砂枳朮湯

廣木香、砂仁各3克，枳實、陳皮、川朴、檳榔、神麴、茵陳各4克，蒼朮、雲茯苓、葛根各6克，山楂9克，酒黃連、桂枝、川椒各2克，生薑引，水煎服。

一室女十八歲，飲食不慎，致肚腹疼痛，上控心胸，手不可按，有時昏迷欲絕，六脈沉緊。此氣痛、寒痛、食痛，以加味失笑散主之。

加味失笑散

蒲黃、五靈脂、吳茱萸各9克，元胡、焦山楂、烏藥各6克，檳榔、枳殼、澤瀉各4克，桂心、香附各3克，白酒30克為引，合水煎服。

一人患胃病，心腹痛時坐臥不能，呻吟綿綿，治以加味平胃散。

加味平胃散

蒼朮、川厚朴、陳皮、烏藥、吳茱萸各6克，炙甘草、砂仁、廣木香各3克，枳實、澤瀉、神麴、乾薑、桂心、檳榔各4克，焦山楂9克，水煎空腹服。

如肝脈旺者加白芍，尺脈弱者加附子，有積塊加三稜、莪朮。

一人二十八歲，肚腹四肢疼痛綿延數月，飲食大減，形容消瘦，大便乾結，糞如彈丸。口乾不喜飲，時吐酸水，脈弦而緊。此木盛土衰，中焦壅滯，脾失健運，胃失下降，停食停飲，故有種種見證。宜溫熱消食除濕之品，俾停食去而納穀昌，停飲降而津液化。方用牛榔丸改湯加味，一劑痛止，再劑大便利而安。

加味牛榔丸湯

二丑12克，檳榔、荔子核（煨研）各6克，廣木香、沉香、肉桂、乾薑、皂角子（炒研）各3克，水煎空腹服。

一人氣滯寒滯，肚腹疼痛，脈沉緊，以十香丸改湯服之而癒。

十香丸湯

烏藥、吳茱萸、香附、荔子核（煨）各6克，沉香、木香、皂角子（炒研）各3克，澤瀉、陳皮、公丁香、小茴各4克，水煎空腹服。

一人胃脘疼痛，無休不止，不喜食，面蒼黃，脈沉遲而微。疼之既久，脾胃衰弱，宜調陰陽和氣血。方用小建中湯二劑癒。

小建中湯

桂枝、生薑9克，白芍15克，炙甘草、廣木香各4克，大棗4枚、飴糖90克，水煎空腹分兩次溫服。

一人宿有胃病，有時數月不疼，有時疼數月不止，飲食入胃其痛加劇，大便燥結，關脈沉緊。此腸胃有宿食瘀滯，不能接受水穀故也。方用加味枳朮湯安。

加味枳朮湯

白朮、烏藥、川朴各6克，廣木香、蔻仁、桂心各3克，枳實、檳榔、公丁香、建麴、澤瀉各4克，歸尾、桃仁（炒）、肉蓯蓉各9克，三棱2克，火麻仁12克為引，水煎服。

患者李某，因不節飲食，致傷脾胃之陽，肚腹悶脹，大便燥結，時時噫氣[①]，下午至夜半更甚，六脈沉，按之有力，予以加減小和中飲。

加減小和中飲

陳皮、大腹皮、澤瀉、檳榔、雲茯苓、草果仁（煨）各4克，川厚朴6克，乾薑、蔻仁、官桂各3克。

水煎服兩劑後，悶脹減大半，而大便燥結依然。又予以平胃散合牛榔丸一劑，大便利，悶脹亦減而安。

平胃散合牛榔丸湯

炒二丑12克，檳榔、川厚朴各6克，官桂3克，小茴、蒼朮、陳皮各4克，炙甘草1.5克，炮薑2克，水煎服。

一婦身體不壯，日服雞蛋牛奶之品，以增強營養。由於消化不好，食性受戕，漸漸每吃雞蛋就覺肚內不快，每喝牛奶亦感腹中不暢。日久，每日所食無幾，頻頻唾痰，精神疲憊，然二便正常，關脈沉遲而微。因思此婦日服一派油膩之物，致傷脾胃之陽，無怪乎不思米麵，乾嘔唾痰，肚腹不快。治宜健脾理胃，以加味平胃散四五劑逐漸痊癒。

加味平胃散

蒼朮、川厚朴、陳皮、雲茯苓、焦山楂、麥芽各6克，半夏9克，炙甘草、砂仁、藿香各3克，神麴4克，生薑3片引，水煎空腹服。

一人患胃病兼唾痰，肚腹脹滿，脈沉滑，以平胃二陳加味主之。

加味平胃二陳湯

蒼朮、陳皮、川厚朴、雲茯苓、枳實、黨參、澤瀉、石斛各6克，炙甘草、公丁香各3克，吳茱萸、半夏、生薑各9克，水煎溫服。

一人肚腹疼痛不止，有時上沖心胸，輒為氣絕，頓時手足冰冷，一會方能甦醒，計八年矣。邀余診視，切脈六部沉遲，腹診，臍上下堅硬如石，按之跳動，痛不可忍。此乃沉寒冷積，盤聚於臍之上下左右，以加味附子理中丸主之，再無痛苦，後又服桂附八味丸調治康復。

加味附子理中丸

白朮60克，黨參、炮薑、吳茱萸、烏藥各30克，枳實、檳榔、炙甘草、小茴、香附、桂心、青皮、澤瀉各15克，廣木香、三棱、附子、莪朮各9克，以上共為細末，煉蜜為丸，早晚空腹開水送下9克。

此方治脾胃虛寒，肚腹不時疼痛，甚則上沖心胸，及繞臍寒疝等證甚驗。

一婦四十歲，時時噁心，少唾涎沫，少食噁心更甚。然月經正常，無寒熱口渴等症，惟肢體軟弱無力，數月不瘳。六脈雖微，而近和平，此脾胃之陽不足故耳。方用加減六君子湯而癒。

加減六君子湯

人參、砂仁各3克，白朮、雲茯苓、陳皮、神麴各6克，半夏、焦山楂各9克，檳榔、澤瀉各4克，生薑（切）9克為引，此方去甘草者，避其壅滯[2]也。

一人宿有胃病，形容憔悴，大府乾結，糞如彈子，其色發黑，脈沉而澀，此久痛蓄瘀而然。予以血府逐瘀湯加酒大黃9克、桂枝6克兩劑癒。

【註】

① 噫氣——又稱噯氣。《景岳全書・雜證謨》:「噫者，飽食之息，即噯氣也。」多因肝胃不和或飽食、胃氣阻郁所致。

② 壅滯——阻塞不通。甘令人滿，中滿證忌之。所以，去甘草正是此意。

消　渴

消渴一證，經云：「心移熱於肺，傳為膈消」，又云：「二陽結，謂之消。」前賢謂渴而飲多為上消，多食善飢為中消，飲一溲一為下消。其實，消渴以「渴」為主。此證有陰陽分別，氣血之分，屬血分者居多，屬氣分者寥寥。血分之渴，脈弱善飲熱水，非滋陰降火不可為治。以八味丸改服湯劑，俾火熾水騰，其渴自止。或仿趙養葵以六味地黃湯大劑加黨參、麥冬、肉桂止渴生津。

恣意冷飲，熱因涼用，統治三消，情且不違，而致大益。氣分之渴，喜飲冷水，脈洪大，治以人參白虎湯。如寸脈虛微，治以生脈散。大苦大寒之品，終非所宜。然人有強弱，病有久暫，時有寒暑，臟腑之稟賦不同，五方之水土異宜，須通變治，才能得心應手。

一人消渴一年餘，面悴無澤，肢體乏力，食慾尚可。脈象寸口微甚，宜補肺生津。予以生脈散數劑，其渴十去八九，逐漸精神振作。

生脈散

黨參、麥冬各15克，五味子6克，水煎空腹服。

一人多食善飢，一身痿軟，脈洪大，予以加味人參白虎湯。

加味人參白虎湯

黨參、石斛各6克，生石膏21克，知母4克，黃連、甘草各3克，粳米一把為引，水煎空腹服。

又治一人消渴，飲多而尿多，以麥味地黃湯數劑而康。

一消渴患者，一身頭面略微浮腫，身疲肢軟，脈無力，飲食尚可。治以金匱腎氣丸改湯十餘劑安。

加味金匱腎氣丸湯

熟地25克，山藥、山茱萸肉各12克，丹皮、元參各9克，雲茯苓、澤瀉、金石斛、麥冬各6克，附子、肉桂各3克。

◈咳　嗽（附小兒百日咳）

五臟六腑皆令人咳，風、寒、暑、熱皆使人咳。然咳必由於肺也。肺為嬌臟，職司清肅[①]，氣逆則咳。咳嗽不外乎外感和內傷兩種原因。外感者，因肺主皮毛，易受外邪；內傷者，因臟氣失之協調，上襲於肺。彼無痰而咳者為乾咳，火鬱於肺，宜清金降火。有痰而嗽者宜健脾，脾健則不聚液成痰。

蓋外感久，則鬱熱生；內傷久，則虛火炎。俱宜順氣清金，氣順則痰降，金清則肺行清肅之令，外達皮毛，下輸膀胱，咳嗽自止。若乃氣血皆虛，補溫之中加治咳嗽藥品，或庶幾焉。

一咳嗽患者，脈滑，氣短痰多，胸脅滿悶，外無寒熱，內無口渴，宜健脾化痰，治以加味二陳湯。

加味二陳湯

半夏15克，雲茯苓9克，枳殼、澤瀉各4克，橘皮、神麴、遼沙參各6克，炙甘草1.5克，生薑9克引，水煎服。

一人四十餘，偶患咳嗽短氣惡寒身痛，脈浮緊。此風寒外束，肺氣不得宣通。治以加味小青龍湯二劑癒。

加味小青龍湯

桂枝、白芍、杏仁各6克，炙甘草、細辛各3克，五味子、乾薑各2克，橘皮、麻黄各4克，半夏9克，生薑3片引，水煎服。

一人忽染風寒咳嗽，惡寒短氣，虛汗頻頻，脈浮虛。以小青龍合理陰煎加味癒。

小青龍合理陰煎加味

五味子、桂枝、麥冬、杏仁、黨參、當歸、白芍各6克，半夏、熟地各9克，炙甘草、細辛各3克，雲茯苓、陳皮各4克，乾薑2克，水煎服。

一人患嗽數年不癒，六脈無力，此肺腎虛寒，水泛為痰。以金水六君煎加味而安。

加味金水六君煎

熟地、半夏、當歸各9克，陳皮、雲茯苓、遼細辛、杏仁各6克，炙甘草、細辛、五味子各3克，乾薑4克，胡桃2枚，連皮剉碎引，如寒熱往來加柴胡4克或6克。

一人宴客，飲酒過度，熱傷肺絡，以致咳嗽聲聲，痰中帶血，短氣厭食，脈浮數。如此一月，面黃肌瘦。治以加減紫菀湯。

加減紫菀湯

紫菀、遼沙參、藕節各9克，炙百合、桔梗、杏仁、炙桑白皮、阿膠、赤茯苓各6克，甘草、知母、茜草各3克，童便半盞引。

越數日又診，病減大半，飲食大增，予以加味六安煎二劑安。

加味六安煎

橘皮4克，赤茯苓、桑白皮、杏仁、遼沙參、麥冬各6克，半夏、紫菀各9克，細辛、甘草、五味子各3克，乾薑1.5克為引，水煎空腹服。

治咳逆上氣嘔吐，胸膈滿悶，以加味枳橘二陳湯主之。

加味枳橘二陳湯

桔梗、紫菀、遼沙參、橘皮、赤茯苓各6克，杏仁、半夏各9克，桑白皮、竹茹、枳殼、澤瀉各4克，生甘草3克，遼細辛2克，生薑3片引，水煎服。

曾治一人火鬱於肺，乾咳失音，以甘橘湯二劑癒。

甘橘湯

桔梗9克，甘草4克。

此湯治人失音聲不出者，用桔梗一半生一半炒，甘草亦是半生半炙，加訶子肉4克，亦是半煨半生，水煎服之甚妙。

一華甲老者，偶沾咳逆，哮喘短氣不能臥，脈急促，其人形氣俱實。此膈有膠固之痰，外有非時之感，寒束於表，陽氣併於膈中，不得洩越故也。予以千金定喘湯二劑嗽止喘定。

千金定喘湯

麻黃、蘇子、法半夏、白果（碎）、炙款冬花各9克，橘皮、黃芩4克，炙甘草2克，杏仁、炙桑白皮各6克，生薑3片引，先煎麻黃數十沸，去上沫，再納諸藥。

一小女十二歲，病嗽四五年，痰多氣短，晚上一就枕，喉間有痰聲。神氣疲倦，飲食並廢，身體消瘦，然顏色潤澤。人都目為氣管炎或肺結核。脈沉而濡，病由脾濕生痰，土不生金，故見證如此。

以真武湯加減施治而癒。由此觀之，咳雖必由於肺，若專以肺病施治，則失之遠矣。

加減真武湯

白朮、遼沙參各6克，雲茯苓、白芍、半夏各9克，杏仁、五味子、枳殼、竹茹、澤瀉、橘皮各4克，細辛3克，乾薑2克，水煎空腹服。

一人病咳，喉中水雞聲，胸隔滿悶，自感呼氣短，夜則更甚，纏綿六七年。然身體尚可，飲食二便正常，惟少氣不能動作，脈沉而無力。此飲邪阻遏心肺之陽，方用加味真武湯。

加味真武湯

白朮、杏仁各6克，雲茯苓、半夏、白芍、生薑各9克，細辛、五味子各3克，製附子2克，桂枝4克。

此方連服十餘劑，雖癒有時復發。詢其故，謂每天要喝水。聽人說，喝水少恐缺乏水分，於身體不好。此乃不經之言。既有水氣病，又勉強飲水，以水濟水，陽道消而陰道長，無怪乎癒而復發。又按真武湯加桂枝、半夏，四劑咳嗽氣短乃除。

真武湯加桂枝半夏湯

白朮、雲茯苓、白芍、生薑（切）、製半夏各9克，桂枝6克，製附子4克，水煎空腹服。

【按】真武湯是鎮水之神劑，加細辛、五味子、乾薑又是止嗽之妙方。凡痰飲水氣，阻塞胸中，令人呼氣短，咳嗽唾痰，或能食或不能食，查外無表證，放心用之，無不應手取效。

百日咳不可強治。《金匱要略・咳嗽門》陳修園外注云：「咳嗽俗名嗆，連咳不已，謂之頓嗆。頓嗆者，一氣連嗆二三十聲，少則十數聲。嗆則頭傾胸曲，甚者手足拘攣，痰從口出，涕泣相連。大人患此，如同哮喘，小兒患此，謂之時行頓嗆，不服藥至一個月亦癒。若一月不癒，必至兩個月，不與之藥，亦不喪身。若人過愛其子，頻頻服藥，或寒涼過多，而嘔吐不食，或攻下過多，而腹滿洩瀉，或表散過多，而腫滿喘息，不應死而死者不可勝計矣!」由此觀之，今之百日咳即頓嗆也。

余初業醫，不為深信，及後歷歷經驗，方信斯言之不謬。所以余對此病，不勉強施治。此病感之重者，面色浮腫，或頓嗆時，將飯吐出者，口鼻中出血者，切勿驚慌。較小者，只要能吃奶，較大者能吃飯，雖險不至於喪命。經驗可服可加味金沸草散，或加味枳橘二陳湯，或加味六安煎，或民間土法偏方，可擇而用之，雖不能痊癒，亦可以移深居淺，轉重就輕，一月不瘥，至兩月三月，自可逐漸尋瘳。若急速求效，非徒無益，而又害之。

切忌油氣乾氣及一切腥葷難消化之物。

加味金沸草散

金沸草、半夏、赤茯苓、荊芥各4克，前胡、枳殼、澤瀉、白前、橘皮各3克，甘草、細辛1.5克，炙冬花6克，生薑1片引。

有食加山楂6克，有血加紫菀6克。初感宜用此方，次用六安煎。

加味枳橘二陳湯

橘皮、枳殼、桔梗、杏仁、前胡、白前各3克，半夏、赤茯苓、澤瀉、竹茹各4克，生甘草1.5克，炙冬花6克，生薑1片引。

有食加山楂，寒熱者加柴胡、黃芩。

加味六安煎

陳皮、雲茯苓、枳殼、澤瀉各4克，半夏、炙冬花各6克，杏仁、白前各3克，生甘草、細辛各1.5克，生薑3片引。

若有寒熱加柴胡 4 克，黃芩 3 克，或加蘇葉 3 克。

偏方二則：

① 天羅水治百日咳效果甚好。天羅水即絲瓜蔓之分泌物。選葉大稈粗之絲瓜蔓，用力將葉柄切斷，找一小瓶洗淨，懸於葉柄斷處，讓瓜蔓之分泌物滴入瓶中，夜懸晨取，用開水溫服，每日三次，每次一羹匙。

② 雞苦膽可治百日咳。找雞苦膽數枚，置於新瓦上，用文火煨乾，研為細末，日服三次，每次三分，用開水送下。

以上數方，均按五歲孩童定量，斟酌用之。

【註】

① 清肅——指肺主清降。肺氣必須在清肅下降的情況下，才能保持其正常的機能活動。

痢　疾

痢疾一證，《素問》謂之腸澼，《難經》謂之裡急後重，漢謂之滯下，晉謂之秋燥，至唐方謂之痢疾。歷代名稱雖殊，病則一也。其受病之由，皆因飲食不節，外受暑濕之氣，積於腸胃，令人裡急後重，困憊難堪。先哲云：「調其氣則後重自除，行其血則膿血自止。」余予此證之初起，以芍藥湯加減治之輒效。

又有噤口痢者，不食而乾嘔，危候也。有虛實之分。實者用焦山楂 31 克，黃連 3 克，薤白一把，白糖一匙，頻頻溫服。如無薤白，以生白蘿蔔汁代之，或加霍香少許甚效。虛者以石蓮子湯，即石蓮子、黃連、黨參。

至於久痢不止，其因有二：一因止澀太早，積熱未盡，無論紅白，脈見有力者實也。仍以芍藥湯加大黃以導之。一因消導過度，或服寒涼太甚，或其人體質弱薄，時時下墜，脈見無力者虛寒也。無論紅白，均以補中益氣湯加減，或理中湯加附子、肉桂、砂仁之類，或真人養臟湯、烏梅丸之類，擇而用之。蓋人有虛實寒熱之不同，但隨其證而施治，則庶幾焉。

一人患痢三年，百治不效。每日瀉痢三五次或六七次不等，便時腹痛下墜，膿血雜見。診之，六脈沉遲而微。雖病日久，憔悴不堪，然能飲食，胃氣不敗，猶有生機。擬以加味補中益氣湯六劑，痛痢並減而癒。後服香砂六君子丸，徐徐調治，始獲痊可。

加減補中益氣湯

黨參、白朮、側柏葉（炒）、槐花（炒）各 9 克，炙黃耆 15 克，白芍、地榆（炒）、黑芥穗各 6 克，炙甘草、升麻、陳皮、川黃連（酒炒）、砂仁、廣木香各 3 克，柴胡 2 克，蜜炙樗根白皮 31 克為引。

一人四十餘，素來身弱，仲夏患痢疾半月，日夜數十次。便時窘逼異常，所下糞物如爛魚腸。神倦懶餐，六脈微細，虛寒故也。治以加味附子理中湯二劑而瘳。

加味子理中湯

柱參、白朮各9克，炮薑、廣砂仁各4克，附子、紫油桂、炙甘草、肉蔻（麵煨）、訶子肉（麵煨）各3克，水煎服。

芍藥湯

白芍、當歸各12克，甘草、廣木香各3克，川厚朴（制）、檳榔、枳殼（炒）各4克，焦山楂9克，萊菔子（炒）6克，水煎服。

此湯治痢始得之發熱口渴者，加黃連3克或黃芩4克。血多者加桃仁4克，或加地榆4克，或加肉桂1.5克反佐之。乾嘔者加藿香4克，裡急後重者加大黃9克。此方加減治痢，百發百中。

另方，焦山楂治痢疾。始得之，小腹緊迫，肛門墜下，不分紅白，用焦山楂31克，炒萊菔子6克，水煎滗[1]出後，白痢加赤糖9克或12克，紅痢加白糖9克或12克，紅白相參，赤白糖各6克。

【注】

①滗——擋住渣滓或泡著的東西，把液體倒出。

◈積　聚

《金匱要略》云：「積者臟病也，終不移。聚者腑病也，發作有時，展轉痛移。」積多屬血，聚多屬氣。方書雖載五積、六聚、七症、八瘕之名，大抵皆由喜怒不節，飲食不慎，或為寒所襲，與氣血凝結而成有形之病。

治之之法，總不外乎先攻後補，或先補後攻，或補攻皆施三法而已。至於積聚之久，久則生熱，攻補之中，加酒炒黃連。蓋黃連為清熱開鬱之聖藥，東垣五積方中用之，良有以也[①]。

如夾痰夾食者，加南星、半夏、山楂、麥芽之類，兼血者加桃仁、紅花、當歸、川芎、香附之類；兼氣者加木香、烏藥、陳皮、香附、青皮之類。

如積在左右脅肋下者，加三棱、莪朮、青皮、枳殼、桂枝，以桂枝能引藥橫行，直達病所；如塊在少腹者，加牛膝、澤瀉，載藥下行。

視積塊衰，則以補益之劑，加開氣之品，徐徐調和氣血，疏通經絡，俾氣血和，經絡通，其塊自消。經云：「大積大聚，其可犯也，衰其大半而止。」先哲又云：「養正則積自除。」其斯之謂歟！

一小孩，左脅下起有積塊，狀如覆杯，面黃肌瘦。此乃肝之積，名曰「肥氣」[②]。治宜健脾，脾健則四旁皆運，運則氣血流通，其積自消，加味香砂枳朮湯主之。

加味香砂枳朮湯

白朮、雲茯苓、薑厚朴、神麴各3克，枳實、檳榔、陳皮、桂枝、三棱各2克，川椒（炒）、砂仁、廣木香各1.5克，焦山楂4克，鱉甲（醋炙）6克，生薑引。

水煎服4劑後，其塊減大半，再加黨參2克，數劑積消如故。余用此方治胃脘及左右脅肋下積塊，無論大人小孩，隨證加減，苟能多服，未有不癒者。如內有熱，口渴發火者加酒黃連1.5克。如成人患此病者，按本方後份量加倍，惟桂枝、三棱不可增加，再加莪朮 2 克亦可。

一人患瘧疾很久，右脅下突起一塊，堅硬如石，身熱、少食、消瘦，脈沉而有力，此肺之積息賁[3]也，方用加味枳朮湯。

此證可與瘧母互相參看，但瘧母居左，宜鱉甲飲加桃仁、紅花、青皮、三棱、莪朮、桂枝之類；此居右，有左右之別，氣血之分故耳。

加味枳朮湯

白朮、雲茯苓、生黃蓍、焦山楂各 6 克，砂仁、三棱、莪朮廣木香、酒黃連各 2 克，桂枝、川椒（炒）、炒薑各 3 克，陳皮、枳殼、建麴各 4 克，水煎空腹服。

連服三四劑，塊消大半，不旬日而退。繼以香砂六君子為細末，早晚空腹米湯送下 6 克，守服數劑痊癒。

一人病熱，服寒藥太過，致臍之上下左右積塊如石，推之不移，按之築築[4]跳動。飲食減少，肌肉消瘦，形容枯槁。熱飯下嚥，即覺冰冷，服桂附參茸等藥如喝冷水。如此四五年，服藥雖多罔效。

診之，六脈無力，皆因命火衰微，沉寒冷積盤聚於臍之周圍，非桂附參茸所能及。治宜服硫黃丸，以硫黃之體重直達下焦，硫黃之純陽專補命門，其性疏利，補而不滯，有將軍之稱，能除扞格[5]之寒，使先服 1 公斤，覺肚腹差脹，飲食精神稍增，腹內之塊似小而軟。次年冬，再服 1 公斤痊癒。

製硫黃丸方法及服法：

取潔淨金黃者研為細末，過絹羅，盛在豬大腸內（豬大腸 1.6 公尺洗淨），兩頭紮好放在鍋內，煮 6 小時取出，用刀割開，取出硫黃曬乾，熟麵糊為丸，如桐子大。每日清晨開水送下 10 丸，一天加 1 丸，加至 15 丸或 20 丸止。余用硫黃治此病活人甚多。命門火衰及下元寒凝陰盛等證，悉宜之。

一童男十五歲，右肋下起一桿斜貫左季脅下。肚腹脹滿，不時疼痛，身熱厭食，面黃唇淡，肌瘦骨立，六脈沉緊。服加味香砂枳朮湯十餘劑，飲食可進，疼痛似減，積塊稍軟。次診，商服鱉甲飲加減。數劑後，塊漸小而腹漸寬，仍以加味香砂枳朮湯加力參 3 克，共為細末，早晚空腹開水送下 6 克，間服湯劑或丸劑，守服半年始病痊癒矣。此方借人參之大力，贊助成功。

一小孩，胃脘偏右起積塊如覆杯狀，一身發火，多食消瘦，此即俗謂為痞塊，西醫謂為黑熱病。予以加味香砂枳朮湯，共為細末，早晚空腹開水沖服 1.5 克，多至 3 克，連服 3 劑癒。

加味香砂枳朮湯

白朮、雲茯苓、枳實、製川厚朴、當歸、白芍各 6 克，廣木香、川椒（炒）、桂枝、酒黃連、砂仁、莪朮、三棱各 3 克，檳榔 4 克，炙鱉甲 15 克，水煎服。

如久病虛弱者，加黨參 6 克，身不燒去黃連。

一少婦，胃口下積塊微痛，時時懋悶，連及左右胠脅。不欲食，食則滿悶更甚，呼吸困難，計有四月有餘。脈沉，寸關稍有力，尺中微細，身無寒熱，二便通利，此中上二焦壅滯，下焦虛寒故也。法宜疏啟其中，峻補其下，經所謂塞因塞用⑥也。方用啟中煎，二劑知，四劑食增塊衰大半，惟覺呼氣略有阻礙。此壅滯之久，聚液成飲，飲邪阻遏心肺之陽故也。

方用桂苓朮甘湯加味，二劑而安。

啟中煎（經驗方）

蒼朮、厚朴、陳皮、澤瀉、炮薑各4克，枳實、烏藥各6克，廣木香、三棱、莪朮、肉桂、附子各3克，水煎服。

桂苓朮甘湯加味

半夏、生薑各12克，雲茯苓9克，澤瀉、枳實、桂枝、白朮各6克，甘草3克，水煎服。

【註】

① 良有以也——很有道理。

② 肥氣——古病名，五積病之一屬肝之積。

③ 息賁——古病名，五積病之一，屬肺之積。證見右脅下有包塊，形狀如覆著的杯子。

④ 築築——鳥鼓翼狀。形容跳動之頻繁。

⑤ 扞格——相牴觸、頑固之義。

⑥ 塞因塞用——反治法之一。指用補益藥治阻塞假象的方法。

血　證

血之為病，有顯而易見者，有隱而難測者。《內經》有言，陽絡傷則血外溢，為吐血衄血；陰絡傷則血內溢，為溺血便血。舉凡血證，顯而易見者，方書著述甚多，有方有法，茲不再贅。至於血證之隱而難測者，方書雖多，曾不之及。後讀《醫林改錯》，內云：「人之一身，氣有氣府，血有血府。」此說從未得見。

然觀其治血證立逐瘀諸方，理論奇辟，處方奇辟，所治之證，更為奇辟。雖言論激烈，而理解恰當，非有卓識，曷能若此。

余每臨證，見有類似血證者，仿照逐瘀諸方，或加或減，活人甚眾。故特揭出之。

患者年近六旬，八九年前曾經一度危險事，漸漸夜不成寐，晚間心慌意亂，胸膺有時微覺疼痛，不定十天二十天，總有一夜心慌意亂，坐臥不安甚，伴見短氣。無奈，出院散悶，至黎明大便二三次溏糞即安，別無他證。

此胸膈氣結，總提血瘀，治以《醫林改錯》膈下逐瘀湯加減。

加減膈下逐瘀湯

生地、當歸、桃仁泥、山楂各9克，赤芍、紅花、懷牛膝各6克，川芎、柴胡、甘草、枳殼、桔梗、香附各4克，水煎空腹服。

一人三十五歲，因思想不遂，漸漸積憂成勞。咳嗽唾血，胸脅刺痛，食則腹脹，肢體睏倦，六脈微弱，兩寸更甚。總責思慮過度，勞傷心脾。予以加味歸脾湯而癒。

加味歸脾湯

黨參、茯神、茜草各3克，炙黃蓍、白朮、當歸、元肉、側柏葉各6克，炙甘草1.5克，遠志、廣木香各2克，炒棗仁、川鬱金、白芍、艾葉各4克，生薑、大棗引，水煎服。

一人鼻衄，三五日一次，衄血甚多，予以加味參地煎一劑而癒。

加味參地煎

生地15克，黨參、丹皮、白芍、白茅根各9克，茜草3克，懷牛膝4克，水煎空腹服。

一婦二十六歲，因男人外出五六年未歸，小女又亡，抑鬱悲傷，漸漸飲食減少，寒熱往來。喉嚨似疼非疼，口乾舌燥，舌根稍疼，飲食下嚥澀滯，發燒不定時。引鏡自照，舌根後面肉疱很多，類似豌豆高粱之紅粒，脈象弦數。舌為心之苗，有瘀熱故也。治以加味血府逐瘀湯二劑癒。

加味血府逐瘀湯

生地、當歸、桃仁各9克，赤芍、牛蒡子、射干、懷牛膝各6克，桔梗、紅花、川芎、柴胡、枳殼各4克，甘草3克，生薑3片引，水煎空腹服。

此湯加牛蒡子、射干瀉熱解毒，散結消瘀，非無足輕重者也。

一婦大便下血如箭，發作無時，致經事不和，面黃肌瘦，脈微弱，如延誤將成血箭痔。以黃土湯合生熟三黃湯，溫清並用，三劑而安。

黃土湯合生熟三黃湯加減

生地9克，熟地、白芍、白朮、貢膠、烏梅、白茅根各6克，甘草、附子、黃芩、黨參、歸身各3克，酒黃連、炒地榆各2克，蜜炙樗根白皮9克，灶心黃土一塊引，水煎服。

生熟三黃湯治血箭痔奇效。方見《醫宗金鑑》「痔瘡門」。

一婦偶患食道不暢，飯食入口慢慢委曲才能下嚥，如有物塞之。人多謂噎嗝，余曰：「非也。此婦正在年富力強，非患噎嗝之時。況寸口脈實大，是氣逆食道有瘀以致如此。」以加減血府逐瘀湯一劑，胸膈豁然。一月後此婦嘔吐，又來診。詢之，月經過後五十餘天未來，已懷孕矣！以四物湯加焦山楂6克，枳殼、桔梗、紫蘇、陳皮各4克，一劑嘔吐立止。此經所謂「有故無殞亦無殞也」。不然，前湯內桃仁、紅花、代赭石、牛膝、赤芍一派傷胎之藥，能安然無事耶？

加減血府逐瘀湯

歸尾、生地各9克，赤芍、桃仁各6克，川芎、桔梗、紅花、枳殼、牛膝、生代赭石、旋覆花各4克，甘草3

克，生薑為引，水煎服。

一青年農民，大便下血年餘，不分糞前糞後，每天五六次不等，就醫許多，不見起色。六脈微弱，面色萎黃，予以加減黃土湯。

加減黃土湯

炒槐花、側柏葉、生地、熟地、白朮、貢膠、密炙樗根白皮各9克，黑芥穗6克，甘草、附子各4克，烏梅2個、灶心黄土一塊引，水煎服二劑，其血頓止。改服加味歸脾丸以善其後。

加味歸脾丸

黨參、白朮、炙黄蓍、當歸、炒白芍各62克，炙甘草、茯神各31克，元肉、炒槐花各93克，炒棗仁、黑芥穗各46克，遠志25克，廣木香21克。

共為細末，煉蜜為丸，早晚空腹每服9克，白開水送下。

一農民二十四歲，患胃脘膨脹，飲食下嚥，胃中且燒且疼、打咯忒，滿悶欲絕。纏綿數月，身體羸弱[①]，脈沉而有力。勞碌之人，難免飢飽不節，用力過度，致胃脘血瘀氣逆，仍用加減血府逐瘀湯。

加減血府逐瘀湯

生地、當歸各9克，代赭石（生研末）15克，赤芍、桃仁、丹參各6克，竹茹、枳殼、紅花、桔梗、甘草、懷牛膝、柴胡各4克，水煎空腹服。

二劑後又診，諸病稍減。改服經驗方二劑。

經驗方

丹參、沒藥、桃仁、生地、白茅根各9克，生赭石（研末）18克，赤芍、甘草各6克，紅花、枳殼、懷牛膝各4克，鮮蘆根9克去節為引。

三診，其病十去八九，最後用景岳和中飲加當歸、白芍、砂仁、廣木香、石斛、白芥子之類而安。

一婦患慢頭疼而暈，且重且悶，時輕時重，已數年。就診於余，見其體質豐隆，別無他病。但脈像兩寸強硬，兩尺若無，知其氣血皆盛於上，此腦充血之漸也。宜用推氣血下降之法。

經驗方（鎮痛降逆湯）

生赭石（研末）15克，生地12克，白芍9克，丹參6克，乳香、沒藥、枳殼、澤瀉各4克，水煎空腹服。

一劑後頭痛減輕，二劑後其病突然如失，腦筋亦清醒矣。此證兼痰者加半夏9克，兼風者加天麻3克。

職工某者，前二年偶得一疾，每發作時，覺胃上脘及胸膺間如有一物呼呼上沖，渾身血液振動，微麻木，視物不正常，心中燥憂，腦筋悶疼，難受異常。發作過後，他病雖已，惟腦後疼痛，如痴如呆，苦於健忘，心中無聊。發無定時，犯無定數，過後恢復正常。脈象寸關弦洪。審證察脈，知為氣逆，血亦隨氣上於頭腦，故有種種見證。方用加減血府逐瘀湯數劑而癒。

加減血府逐瘀湯

生地、當歸、桃仁泥各9克，赤芍、紅花各6克，甘草、枳殼、懷牛膝、柴胡、桔梗、焦梔各4克，生赭石（研）15克，水煎服。

一壯年男子，因食油糕咽急，把喉嚨擦破，從此食道如有物填塞，疼痛難堪，飲食難下，並且短氣。以加味血府逐瘀湯一劑，病減大半，三劑後食道豁然。此是青年人，如老年人恐演變成噎證。因悟噎證，食道內有瘀血結核，切不可用辛燥之品。方同前，去焦梔加旋覆花9克。

一人小腿至足踝部腫痛發燒，起紅點大於指頭，小如豆粒。來診相問，余告曰：「此血瘀又中濕，濕則生熱故也。」方宜逐瘀隊中加去濕之藥，不旬日而瘥。

加減身痛逐瘀湯合二妙散

生地、當歸、桃仁泥各9克，川芎、赤芍、蒼朮、防己、黃柏（酒炒）、沒藥、紅花、五加皮各6克，牛膝、酒軍、防風各4克，香附3克，水煎空腹服。

一人飲酒吃肉，偶患吐血，脈浮數。因飲酒過度，火熱逼血上行，以清熱止血之品，二劑安。

經驗方（清熱止血湯）

生地15克，丹皮、白芍、當歸、紫菀、藕節各9克，雲苓、懷牛膝、遼沙參、澤瀉各6克，黑芥穗4克，茜草3克，童便為引。

如口渴加麥冬6克。止血或加白茅根9克亦妙。

一少婦二十一歲，患呃逆經年，時輕時重，時停一月兩月。其輕時飲食下嚥亦無大妨礙，其重時呃逆之聲咯咯，陣緊陣慢，不欲食，強食即吐，以致經血不調已數月矣。脈象沉而有力，此氣逆血瘀而然。投以加味血府逐瘀湯四劑，無呃逆痛苦，而經亦調矣。

加味血府逐瘀湯

生地、當歸、柿蒂各9克，赤芍、紅花各6克，桃仁12克，懷牛膝、桔梗、川芎、柴胡、枳殼各4克，生甘草3克，生薑3片為引，水煎服。

一婦帶下，頭暈眼珠逼脹，晚間短氣，舌根後起紅疱，狀如高粱，心跳不安，飲食乏味，脈寸關弦數，服加味血府逐瘀湯二劑癒。

加味血府逐瘀湯

酒生地、當歸、桃仁泥各9克，赤芍、牛蒡子各6克，川芎、柴胡、紅花、枳殼、射干、桔梗、懷牛膝各4克，生甘草3克，生薑3片引，水煎服。

一少婦鼻衄。至其家見婦肌瘦骨立，臥床不起，皮膚甲錯。據云，十二三歲得此病，每月衄兩三次，並無其他感覺。及十七八歲，每月於經前衄一兩次，漸至一身發燒，飲食減少。今年十九歲，其衄更甚，身熱烙手，厭食無力，經水不來有五十餘天。脈弦而數。

審之，是氣逆至經亦逆，衄之既久，陰虛發熱，勢所必然。治宜傅科[2]順經湯加味，益陰降火，引血歸經，平諸經之僭逆，制諸血之妄動。數劑氣順經行，飲食大進，鼻衄之病，再不發作。後此婦身體健壯，次年生子。

余治婦人室女氣逆因而經逆、衄血、吐血，按此方加減屢效。凡吐衄非十分虛損，斷不敢用參朮蓍等補劑，致變證蜂起，慎之！

順經湯加味

熟地 15 克，丹皮、當歸、白芍、藕節各 9 克，遼沙參 6 克，懷牛膝、黑芥穗、茜草、澤瀉、雲茯苓各 4 克，童便半盞引，水煎空腹服。

一女十五歲，素有發燒病，入夜則劇。近來忽得一疾，人都謂奇。有時熟睡中忽然胡言亂語，有時突然倒地不省人事，有時詈罵不避親疏，如此一兩小時才能清醒。眾皆想知其因，余曰：「此證並不奇怪，因被折鬱，心情不暢，肝氣怫逆，致氣血鬱甚。鬱生熱，熱生痰，有時痰熱壅滯，神識不清，病即發也，此癲狂之漸。」方用加味逐瘀湯一劑癒，再無反覆。

加味血府逐瘀湯

當歸、蘇子、半夏、桃仁各 9 克，赤芍 6 克，川芎、青皮、木通、桔梗、柴胡、紅花、枳殼各 4 克，甘草、懷牛膝各 3 克，水煎服。

此方曾治一婦發狂一年餘，桃仁改用 12 克，紅花改用 6 克，加膽南星 4 克，2 劑癒。如火盛者加黃連 3 克，大便燥加酒軍9克，狂甚加石菖蒲6克，生地9克。

一婦晨起與夫爭吵，飯未畢竟吐血。延余診視。入其室，見此婦體格豐隆，在床做針工，毫無病容。診得脈弦數。問寒熱否？答曰：「微有熱。」其夫笑曰：「素無病，因爭吵幾句，驀然吐血。」顯而易見，怒氣傷肝，氣逆肝火暴動，逼血上行，以化肝煎一劑安。

化肝煎

陳皮、青皮、白芍、丹皮各6克，焦梔、澤瀉各4克，土貝母9克，柴胡3克，水煎空腹服。

又治一婦與夫生氣，即覺脅肋疼痛，繼而少咳唾血，往來寒熱，脈弦數。治以柴胡疏肝煎加味，兩劑癒。

加味柴胡疏肝煎

柴胡、白芍、青皮、陳皮、枳殼、雲茯苓各4克，茜草、當歸、黄芩各3克，生甘草、蘇葉、川芎各1.5克，水煎服。

曾治一婦，體格豐隆，素來吉健，惟有一小恙數年難癒。此婦鼻準微腫，色紫紅，無痛癢。每逢經前，紅腫較甚，經行則輕，有時稍覺難受。用針刺破，流紫黑血稍覺輕快，甚感奇怪。

余曰：「此名酒糟鼻，雖云胃火薰肺，又外受風寒凝結而成，總責之血瘀，瘀去其病不治自癒。」予以加減血府逐瘀湯，外用顛倒散，徐徐而瘳。

加減血府逐瘀湯

生地、當歸、桃仁泥、生石膏各9克，川芎、桔梗、枳殼、紅花、懷牛膝、柴胡各4克，赤芍6克，生甘草3克，麻黃2克，水煎服。

顛倒散

硫黃、大黃等份，研細末，涼水調如稀麵糊，晝夜塗之，以多日為妙。

此證不服藥，專用顛倒散亦妙。一婦妊娠患此病，漸漸蔓延至鼻兩旁及上下唇，因妊娠服藥不便，亦用顛倒散二十天癒。此方屢試屢驗。

一小孩三歲，忽然鼻衄兩晝夜不止，身熱脈洪，服犀角地黃湯等無效。

或有一農人謂：「吾先人所傳治鼻衄一方，用連根小薊（俗名刺棘草）一把，搗爛如泥，貼在頭額間，頃刻就止。」如法貼敷，又煎湯服之，果然立止。古語云：「先民有言，詢於芻蕘」③，誠哉。故特表而出之，推之用治一切血證均能取效。

治吐血單方

一人卒然吐血，服藥不及，用胡蘿蔔葉七八枝，羊糞珠七枚，水煎服之立止。

治衄血單方

用健康之人的頭髮，剪下洗淨，炒焦研細末，吹鼻孔內即止。開水沖服9克更妙。

一人尿血，莖中割痛，服藥無效，每天空腹開水送下血餘灰9克而癒。

治便血單方

用樗根白皮一把，蜜62克，共放鍋內炒焦黃，水煎空腹服之極妙。

【註】

① 羸弱——瘦弱。

② 傅科——指《傅青主女科》。

③ 先民有言，詢於芻蕘——先民，謂古之賢者。芻蕘，野草。大意是：古之賢者有言，有疑事當於薪採者謀之。

噎 證

經曰：「三陽結謂之膈。」以小腸、膀胱二府熱結燥至賁門，則賁門枯槁，故不納穀，為噎。此證以活血祛瘀潤燥為主，切不可用參、朮及辛燥之品。始得之宜及早治療，遲則唾白沫，便如羊糞，治亦無益矣。治宜加減血府逐瘀湯，間有得生者。

加減血府逐瘀湯

瓜蔞泥、當歸、桃仁泥、旋覆花各9克，生赭石9克或15克，赤芍6克，紅花、川芎、桔梗、枳殼、柴胡、牛膝各4克，生甘草3克，生薑6克引。

曾治一老人，六十三歲，偶患食不下嚥，食道中疼痛，用此方癒。

一人五十餘，患噎苦無良方。余教他尋蒲公英，有一莖兩歧開兩朵花者，掘地下數尺，其根盡處結塊如蒜，大小不一，食之而癒。此藥用治二三人，去病如迎刃而解，但是難得。

食已即吐

一少婦妊娠三四月，患食已即吐，吃甚吐甚，吐盡則止。醫以妊娠惡阻健脾暖胃治之，其吐更甚。診之，脈滑而數。此經所謂「一陽病發，其傳為膈；三焦火盛，食入還出。」

予以四物加甘草大黃湯二劑而安。此仿古人寓攻於補之意，醫貴通變，不可膠柱鼓瑟①。

四物加甘草大黃湯

熟地、生地、當歸各9克，甘草、白芍各4克，大黃12克，川芎4克，水煎服。

一婦患食已即吐，年餘不瘳。其發作無時，每飯三碗兩碗能吃，覺飽一推碗即吐，吐盡則止。如此數月血崩一次，經服藥其崩立止，惟吐病仍舊。又經數月二次血崩，崩止吐行，飲食難下，面黃肌瘦，以加味四物加甘草大黃湯二劑吐止，後調治復原。

加味四物加甘草大黃湯

熟地、川大黃12克，當歸9克，白芍、甘草各6克，川芎、陳皮、桔梗、柴胡、枳殼、澤瀉各4克，生薑4克為引，水煎空腹服。

【按】食已即吐與反胃，雖均係吃甚吐甚，但證有寒熱之別，吐有遲早之分為異，不可一概論治。

【註】

① 膠柱鼓瑟——喻拘泥不知通變。

反　胃

反胃一證，不可專責脾虛胃寒。殊不知此病其本在腎，其標在胃。王太僕云：「食入反出，是無火也。」此論理確辭當，可謂治病必求其本也。何則，人之所以有生者，端賴此命門真火，此火一陽生於二陰之間，為生命之原。游行於三焦，出入於甲膽，薰蒸脾胃而化糟粕，溫百骸而充九竅[1]，天非此火不能生物，人非此火不能有生。此火一衰，腎家之少火幾於熄矣。少火幾熄則土失所養，猶釜底無薪，釜中之物不能腐化，胃氣不得下行，少陰寒邪隨沖氣而上逆。所以，朝食暮吐，暮食朝吐，或食後良久吐出，食甚吐甚。吐之既久，不惟津液告急，氣亦有升無降，幽門乾結，勢所必然。

然此結，非熱結乃寒結也。譬如天寒地凍，水結成冰，必得日暖風和，方能解其凍而消其冰。人身一小天地，孰謂無寒結之理乎？所以，半硫丸治老人虛秘寒秘，正是此意。此證始得之，身體脈象不甚弱者，小半夏湯加雲茯苓、澤瀉、生代赭石，亦有能癒者。若病之久，身體羸弱，脈見無力者，非益火消陰，不足為治方用腎氣丸加減，俾腎氣化，則胃家之關門開，而水穀之道路自通，不治胃而胃自安矣。

余臨床每遇此病，見六脈無力，或兩尺似有似無，大便乾結，三五日不行，治以余所擬益火降逆湯，無論病之久暫，守服一二十劑，靡不立起沉痾②。管窺之見，不自知量。竟敢出此方者，以此方經驗既久，屢治輒效，願公諸於世。茲將益火降逆湯並治驗者錄於後。

益火降逆湯

熟地18克或31克，山萸肉、元參、當歸各9克，雲茯苓、白芥子（炒）、懷牛膝各6克，附子、肉桂、五味子各5克，製半夏15克，生薑15克，水煎空腹服。

隰縣南關樊姓之婦，二十餘，患反胃，食後良久吐出，每天吐一次或兩次，照食照出，精神不爽，半月餘矣。脈象稍遲。予以小半夏湯加味，四劑而安。

小半夏湯加味

半夏、生薑（切）各15克，代赭石12克，雲茯苓9克，澤瀉6克，水煎服。

曾治反胃病者一人，其初，有時吐一月二十天，有時一月二十天不吐，常在早飯後五六小時吐出。午飯後間有之，如不吐，至來朝也要發作。大便乾結，三五日一行，神氣疲極，年餘不瘥，乃就診於余。

診之，脈見無力，法宜益火消陰。予以余所擬益火降逆湯，守服十餘劑，其吐雖無定時，然量甚少，飲食稍進，大便似潤，脈象神采，稍有起色。繼而將前湯份量加重，連服十餘劑，吐止食增，精神振奮而安。續服八味丸加牛膝、當歸，以圖善後。

職工某，年二十餘，患反胃時好時壞，纏綿數年，延醫許多，總未除根。六脈無力，面色萎黃，亦以益火降逆湯十數劑安。

社員楊某，年五十餘，反胃日久。經醫治療，由發作無時變為每天飯後良久吐出，大便乾結，形容枯槁，四肢乏力，脈象無力，服此湯徐徐而瘳。

一農民三十餘，有時腹痛喜嘔，嘔則即吐，大便燥結。來診，脈象微弱，尺中稍緊。知下部宿有寒疝，有時寒疝攻痛，上犯胃而作吐。予以益火降逆湯去五味子、元參，加小茴、烏藥、砂仁、沒藥之類，數劑吐止而安。

一婦仲夏嘔吐，其初吃甚吐甚，但吐不多，亦能勞作，不以為然。及後漸漸增劇，乾嘔綿綿，時唾涎沫，便干五六天一行。經醫治療，有謂霍亂得之時長，以霍亂治；有謂妊娠惡阻，以惡阻治皆不效。後邀余至家，見此婦消瘦異常，六脈若有若無，涎沫不斷，飲食不思下嚥，已三四日。

因思此病非一朝一夕之故，其所由來者漸矣。大凡尊榮之人，飲食起居，恣其所好，脾胃之陽，常常不足。時至夏令，陽浮於上，陰潛於下，或貪食寒涼，以陰濟陰，致傷中土及命火，下焦寒邪，挾沖氣而上逆，胃為寒邪所迫，吐乃作。

治宜補火生土，土旺，健運有權，則不聚液停飲；火旺，則胃家之關門開，而水穀之道路自通，吐何由作？宜服益火降逆湯加減。

加減益火降逆湯

熟地25克，山萸肉、當歸各9克，雲茯苓、懷牛膝、附子、白芥子、肉桂、澤瀉各6克，生薑（切）、半夏各15克，水煎服。

以上二證，雖不純是反胃，其火衰則一也。所以，投以益火降逆湯每挽沉痾。

【註】

① 溫百骸而充九竅——百骸，泛指人體所有的大小骨骼。九竅，眼二，耳二，鼻孔二，口、前後陰。

② 沉痾——積久難癒之病。

◈疝　病（附小腸氣）

經曰：「任脈為病，男子內結七疝，女子帶下瘕聚。」帶下瘕聚，女子之疝也，在男子則為疝。蓋疝有七種：寒疝、水疝、筋疝、血疝、氣疝、狐疝、癲疝也。主乎任者，以任脈循腹里故也。其實病本乎肝。

蓋厥陰肝脈絡陰器，上入少腹。肝主筋，故疝病乃肝邪也。又有寒氣客於小腸，痛引睾丸，上沖心胸，名曰小腸氣，此亦疝之類，其治法往往相似。

一人五十歲，患疝，少腹疼痛，睾丸腫痛，六脈中兩尺小急，以加減蘆巴散二劑安。

加減蘆巴散

胡蘆巴（炒）、烏藥、吳茱萸、澤瀉、當歸各6克，巴戟（鹽水浸）、川楝子各9克，小茴（鹽炒）、枳殼、青皮、炮薑、檳榔各4克，官桂、三棱、炙甘草、廣木香各3克。

余於此方治疝，隨證加減，輒效。

一患者來診，據云：醫院養病，病癒回家，不幾日忽然二便不利，裡急後重，左睾丸疼痛，小腹結塊，有時上控心胸，二三日後，病勢轉重。診之，脈弦緊尺中更甚。此乃病新瘳，將息失宜，寒邪客於小腸，痛牽睾丸，上及心胸，或慾念妄動，敗精阻遏精髓。病在二陰之間，前阻小便，後阻大便。以加減蘆巴散主之，一劑大便通，再劑無痛苦矣。

加減蘆巴散

小茴（鹽炒）、枳殼、澤瀉、青皮各4克，山甲珠、廣木香、良薑各3克，二丑（研炒）、川楝子、巴戟（鹽水浸）、山楂各9克，胡蘆巴（炒）、吳茱萸（鹽炒）、荔子核（炒）各6克，水煎空腹服。

一人左少腹有塊，形如小孩拳頭大，雖疼亦能勞作。但勞動甚或天氣寒冷，其痛則劇，牽引右脅下。食慾不振，大便稍乾，如此一年餘，服藥不驗。脈沉尺中稍緊，屬小腸寒疝，囑服加味胡蘆巴散，數劑癒。

加味胡蘆巴散

葫蘆巴（炒）、巴戟（鹽水浸）、川楝子、小茴、黑丑（炒研）各9克，烏藥、吳茱萸、荔子核（煨研）各6克，官桂、枳殼（炒）、澤瀉、青皮各4克，三棱、附子、川椒（炒）、高良薑各3克。

服後大便不燥者去黑丑。

一農人，五十六歲，宿有胃病。忽一日左少腹驟然疼痛，上控脅下，牽引胃口，其狀難言。觀其面色枯槁，按腹胃口脹痛，少腹有形如卵，手不敢觸。臥則右腿不能伸展，每以手助腹，大便微燥，小便赤澀，脈沉遲，尺中稍緊，知為小腸氣，予以加味胡蘆巴散。

加味葫蘆巴散加

葫蘆巴（炒）、巴戟、蒼朮（炒）、吳茱萸、烏藥各6克，川楝子、小茴（鹽炒）、二丑（炒研）各9克，陳皮、枳殼、澤瀉各4克，莪朮、附子、官桂、廣木香各3克。

水煎服一劑後，大便兩次，痛解大半，飲食大進。按原方去二丑、附子，加高良薑4克，連服兩劑而安。

【按】小腸氣、小腸癰，西醫統謂之闌尾炎。小腸之下口為闌門，闌尾即闌門也。今將小腸癰、小腸氣區別分別介紹如下：

小腸癰始得之發熱惡風，脈遲緊，臍下隱痛，微腫脹，痛有定處而不移，按之急痛，以外科腸癰門治之輒效。至於小腸氣，其受病與疝氣等，治法與疝氣大同小異。因此病痛在少腹，屬足厥陰肝經之部分，肝主筋，疝病屬肝故也。宜按《金鑑·小腸氣門》分別治之。如少腹痛牽腰背，宜加味香蘇飲主之。痛而上沖心者，加味失笑散主之。痛在少腹，有形如卵，上下往來，不可忍者，宜葫蘆巴丸或改湯劑主之，有兼證隨證加減，屢驗。

一人胃病未已，又兼小腸氣，滿腹痛甚，脈弦緊。予以加味平胃散四劑癒。

加味平胃散

蒼朮、川朴、陳皮、荔子核（煨）、葫蘆巴（炒）、烏藥各6克，炙甘草、廣木香、三棱、川椒（炒）各3克，官桂、小茴、枳殼、澤瀉各4克，川楝子9克，乾薑2克引。

㿗疝腎囊腫大妙方

用地膚子一把煎湯，乘熱新棉花蘸洗，每天三次或兩次均可，但均要溫熱，不敢冷洗。

無論小兒胎疝及大人㿗疝、陰囊腫大，連洗一月二十天，當時雖不見效，慢慢自然尋瘳，此方自一老媼傳來，絕妙。

遺精滑精

有夢而遺，謂之遺精，無夢而遺，謂之滑精，二者之來，責之心腎。蓋心為君火，神明之官，一身之主宰。腎主閉臟，藏精之所，中寓相火。君火為物所感，則易於動，動則相火翕然[1]隨之。陰虛陽擾，神無所依，精不能自禁，此夢遺之所由來也。

此證有因用心過度，有因思色不遂，有因讀書勞心致之。至於滑精，心腎虛弱，不能收攝。此證有腎精不足，淫火妄動而滑者，有色慾過度精洩不盡而滑者，有手淫太甚而滑者，凡此皆足以致是病。

一人滑精，不能收攝，精神疲乏，脈微弱，以加減三才封髓丹而安。

加減三才封髓丹

熟地12克，山藥、黨參、山萸肉、鎖陽、枸杞各6克，炙黄蓍、鍛牡蠣、鍛龍骨、韭菜籽（炒）、金櫻肉、桑螵蛸（鹽炒）各9克，炙甘草、五味子、黄柏（鹽炒）各3克。

如口渴者加麥冬6克。

一人夢遺，以致精神困憊，予以桂枝加龍骨牡蠣湯三劑癒。

桂枝加龍骨牡蠣湯

桂枝、生龍骨、生牡蠣、炒白芍、生薑（切）各9克，炙甘草6克，大棗4枚，水煎空腹服。

一人四十餘，因久曠，患夢遺。腰腿痠痛，精神睏倦，予以左歸飲合鳳髓丹，四劑知，十劑癒。

加減左歸飲合鳳髓丹

熟地12克，山藥、山萸肉、杜仲（炒）、黨參、鎖陽、黃柏各6克，炙黃耆、巴戟（鹽水浸）各9克，砂仁、五味子、枸杞子各3克，炙甘草1.5克，水煎服。

一人每大便時精不自禁滴下幾點，以加味鳳髓丹，數劑癒。

加味鳳髓丹

黨參、金櫻子、鎖陽各9克，砂仁、黃柏、生甘草、五味子各3克，炙黃耆15克，遠志2克，鍛龍骨、鍛牡蠣各6克，水煎空腹服。

此方為治滑精之良方，治夢遺亦妙。如兼腰痛加巴戟9克。

【註】

① 翕然——鳥合羽狀。用來形容人體不舒服拘緊的形狀。

水　腫

飲入於胃，游益精氣，全憑脾之健運，肺之清化，腎之轉輸，而後雲興雨施，下輸膀胱。若三經失職，則水蓄中土，壅塞經絡，泛溢皮膚，橫行於一身四肢，而為水腫。此證六脈有力者易治，無力者難癒。

五皮飲為治水腫之通用劑。上腫宜發汗，加紫蘇葉、荊芥各 6 克，防風 3 克，杏仁 4 克；下腫宜利小便，加防己 6 克，木通、赤小豆各 4 克；喘而腹脹，加生萊菔子、杏仁各 6 克。小便不利者為陽水，加赤小豆、防己、地膚子。小便自利者為陰水，加白朮 6 克，蒼朮、川椒各 4 克。熱加海蛤 9 克，知母 4 克，寒加附子、乾薑各 6 克，肉桂 3 克，嘔逆加半夏、生薑各 6 克，腹痛加白芍、桂枝、炙甘草各 3 克。

解見《醫學三字經》，余按此方加減施治多效。如年老虛弱之人，合香砂六君子湯更妙。

五皮飲

大腹皮（酒洗）、五加皮、陳皮各 9 克，茯苓皮 12 克，生薑皮 6 克，水煎服。

一老人七十餘，患水腫，肚腹脹大，小水不利，大便燥結。然六脈有力，精神尚可。治以五苓散加味。

加味五苓散

雲茯苓 9 克，肉桂 1 克，白朮、澤瀉、黑丑各 6 克，豬苓 4 克。

服後病勢稍減，繼服香砂六君子湯二劑。

加味香砂六君子湯

黨參、白朮、陳皮各 3 克，雲茯苓 6 克，豬苓、澤瀉、大腹皮、半夏、木通、川厚朴各 4 克，黑丑 9 克，砂仁、廣木香各2克，炙甘草1克，燈芯為引，水煎服後大便通，小便利，飲食增加而安。

曾治一人遍身腫脹，肚腹亦大，大便乾而小便澀，然形氣俱實。於前案加味香砂六君子湯內加甘遂3克，一劑二便通利，腫脹悉退而安。後以香砂六君子湯輕劑，徐徐服之，並忌食鹽及一切生冷之物，以善其後。

一婦三十餘，素無病。忽於數月間一身肥胖，似腫非腫，一身沉重無力，呼吸頗有困難，六脈微細。緣腎陽虛，不能制水，脾虛不及提防，故有此見證。擬以真武湯加味，散寒利水，兼健脾胃，數劑乃退。

加味真武湯

白朮、雲茯苓、白芍、生薑（切）各9克，附子、桂枝各4克，水煎服。

又治一少婦，頻頻吐沫，口不乾不渴，不思飲食，精神疲憊，脈微細，亦以真武湯加半夏數劑癒。

真武湯加半夏

白朮、雲茯苓、白芍、半夏、生薑（切）各9克，附子4克，水煎服。

一農人四十餘，一身頭面悉腫，胃脘高脹，堅硬如石，喉中水雞聲，短氣不足報息[①]。飲食難進，小水短少，脈沉濡而伏。

予以桂苓朮甘湯加半夏不應，繼以十棗湯予之，大便如水甚多，便八九次肚腹軟小，其腫十去七八。覺腹內飢餓，即食麵一碗，氣短又復。再服 3 克，便數次而安。囑一月內糜粥自養，百天內勿食生冷，忌鹽。

十棗湯

甘遂、蕪花、大戟等份為末。

強壯之人每服多至 3 克，弱薄者減半，小兒酌量予之。用大棗 10 枚，水煎一茶盅入藥，早晨空腹服之。

張姓小兒年十三，感冒新瘳，又患頭面浮腫。清晨發現，午後遍及一身。因循數日，病勢增劇，下肢及陰囊更甚。以手按腹，隨手而起，如裹水之狀。小便自利，大便乾燥，飲食乏味，身無寒熱，舌苔黑而滑潤，脈沉而有力。西醫謂為急性腎炎。

以余多年經驗，水腫臌脹，臍突、唇青、舌黃三者見一，即屬危候。此兒舌黑已現，危在眉睫。

舌為心之苗，黑而潤滑，是水來乘火之象，非若傷寒、溫病之火鬱於內，舌苔焦乾而黑之可比也。況身半以上為陽，身半以下為陰，今下肢腫脹甚盛，陰囊腫如拳頭，光亮欲裂，小便自利，屬陰水無疑，似此等閒利水之法不能及也。非浚川道，決江河不可。方用禹功散合疏鑿飲子加減。

禹功散合疏鑿飲子

黑丑、赤小豆各 6 克，小茴 9 克，檳榔、秦艽、椒目、枳殼、澤瀉、川厚朴、薑皮各 4 克，肉桂 1 克，水煎服。

服藥後水瀉數次，隨糞雜出蟲數條，舌色轉為正常矣。續用健脾利用五苓散加檳榔、枳殼、山楂、麥芽三劑而癒。孰意一病方已，一病又起。肚腹煩擾，時時嘔惡，飲食下嚥，煩擾欲吐，服和中飲兩劑無效。據家中人言，素日就有這種現象。忽憶日前便出蛔蟲，據等等病情推測，無乃蛔蟲作祟？又慮此子大病新瘥，正氣未復，身體羸弱，驟施掃蟲之劑，恐不勝攻下。

前賢有云，病有不可下，而又不可以不下，下之不得其法，多致誤人。沉思良久，按景岳溫臟丸改湯，補攻兼施，可保無虞。服之，下蟲八九十條，其病遂癒。

可續服溫臟丸加人參，以善其後，並忌食油肉生冷及甘美之物。

溫臟丸改湯

人參 1.5 克，白朮（炒）、當歸各 12 克，酒白芍、雲茯苓、川椒（炒）、檳榔、榧子肉、君子仁各 6 克，吳茱萸 3 克，炮薑 2 克，水煎溫服。

【註】

① 不足報息——報，復也。不足報息，謂呼吸氣短，難於接續也。

◈鼓　脹（蟲蠱、血蠱）

《靈樞・水脹篇》曰：「鼓脹何如？腹脹身皆大，大與膚脹等也；色蒼黃，腹筋起，此其候也。」素問又云：「有病心腹滿，旦食則不能暮食，名為鼓脹」，治以雞矢醴。又有單腹鼓脹，即張景岳謂，三焦壅滯，氣道不清，小水不利，或通身腫脹，或肚腹單脹，氣實非水之證，以廓清飲主之。

此證有虛實之不同，虛則補以香砂六君子之類，實宜攻以香砂枳朮之類，皆隨證加減，往往有效。至於方書所載蟲蠱、血蠱，乃中實有物也。堅者削之，一句便了。

以上諸證，皆危候也。須視人之強弱，察病之虛實久暫，審脈之有力無力，通變施治，間有得生者。戒以節飲食，卻鹹味，慎起居，徐徐培之補之。

一婦妊娠，偶因感冒兼咳嗽，飲食減少。延一月，分娩無血，乳汁來又回去，然猶能小小動作。後四五個月，飲食大減，腳腿稍腫，肚腹脹大，猶不在意。至七八個月，腹部隆起如懷子狀，稍能進食，悶脹欲絕，足腿硬如石。上身微腫，一身發冷，面黃肌瘦，短氣無力，二便不利，六脈沉而見伏。方用加味廓清飲。

加味廓清飲

雲苓皮12克，大腹皮、川厚朴、萊菔子（炒）各6克，紫油桂2克，澤瀉、黑丑9克，枳殼、檳榔、白芥子（炒）、木通各4克。

水煎空腹連服二劑，肚腹差脹，腳腿微溫，大小便依然不利。次診按前方去黑丑加三楂9克，酒大黃9克，薑皮4克，服一劑大小便通，微有咳嗽。三診，改用加味香砂枳朮湯。

加味香砂枳朮湯

白朮、雲茯苓、大腹皮、川厚朴、半夏各6克，枳實、橘皮、檳榔、薑皮各6克，廣木香、砂仁各2克，油桂1.5克，澤瀉9克。

服4劑嗽止，腫脹仍不全消。四診，按加味香砂枳朮湯去大腹皮、澤瀉、橘紅皮，加川椒2克，神麴、陳皮各4克，麥芽6克，炮薑2克，油桂易桂枝3克，守服3劑，腫退胃脘之塊脹亦衰。五診，按前湯加三棱3克，青皮4克，再服2劑，飲食大進，諸疴皆屏。續服香砂六君子輕劑，為善後之策。

一婦四十五歲，孕六月，偶感霍亂吐瀉，不藥而癒。旋得腹滿、胃脘微痛、噫氣。延月餘，食減二便不利，一身悉腫，肚腹高脹如鼓，滿悶欲絕，六脈沉細。詢胎安否，曰安。

按腹上至鳩尾，脹大堅硬而痛，然臍不突，唇舌不青黑，面色正常，雖一身悉腫，腹脹欲絕，幸形氣俱實而清醒，尚可為力。以加減廓清飲投之。

加減廓清飲

雲苓皮15克，大腹皮、川厚朴各6克，木通、檳榔、枳殼、白芥子、生薑皮各4克，澤瀉、焦山楂各9克，桂楠1克，砂仁1.5克。

服後小便利，飲食稍進，浮腫稍退。次診，改服加味五苓散。

加味五苓散

白朮、大腹皮、澤瀉、焦山楂各6克，雲茯苓皮9克，豬苓、檳榔、陳皮、枳殼、薑皮各4克，砂仁2克，肉桂1.5克。

服後覺腹內響，下氣通，至夜半心口微痛。晨診，諸凡順適。二煎投之，家中人以手按心口揉之，忽然響聲漉漉而下，上無痛脹之苦，又痛在臍下矣。家中人又來問，余問：「胎安否？」曰安。余曰：「似此無恐，此乃腹中有燥屎，欲出不得而然也。」以加減濟川煎予之。

加減濟川煎

當歸24克，肉蓯蓉9克，枳殼、黄芩各3克，澤瀉4克，升麻2克，香油30克為引，水煎空腹服。

此法滋潤血液，用升降之義，不通大便而大便自通。孰意彼心懷疑慮，竟不敢服。轉請一西醫用灌腸之法，大便遂通，塊痛頓減。

一男子四十餘歲，冬月瀉痢一月餘。前醫囑服附子理中丸補之，即得肚腹腫脹，滿悶難堪。足腿亦腫，小水不利，大便惟艱，腹微痛，食不下，口不渴，精神頹壞，六脈沉而有力。此腸胃之積未盡，補之太早所致。治以加味廓清飲。

加味廓清飲

雲苓皮15克，大腹皮、川厚朴、檳榔各6克，枳殼、白芥子、陳皮、薑皮各4克，澤瀉、萊菔子各9克，二丑

（炒研）12 克，肉桂 2 克，砂仁 3 克。

水煎服二劑，大小便利，脹滿稍減。又改服香砂枳朮湯加味，十劑肚腹腿腫脹全消，飲食大進而安。並忌食鹽及一切生冷之物。

加味枳朮湯

白朮、雲茯苓各 7 克，枳實、檳榔、陳皮、大腹皮、澤瀉各 4 克，川厚朴、山楂、神麴各 6 克，砂仁、桂枝、廣木香、川椒（炒）各 3 克，三棱 2 克，炒薑 2 克為引，水煎空腹服。

如口乾有熱者，加酒炒黃連 1.5 克。

一男童十三歲，腹脹滾圓，觸診堅硬有症塊，按之痛而不移，青筋暴露，二便不暢，四肢微腫，食慾不振，久治罔效。

脈象沉，按之稍有力。審證察脈，是血蠱無疑。擬以廓清飲加逐瘀之品。

病家執方坊間市藥，有醫閱方，謂既是鼓證，又參以一派逐瘀之品，用治童男，恐非所宜。病家惶恐，上門告知，余笑曰：「此病甚少，俗所謂少見多怪。可照方服之，自能尋瘳。」病家唯唯，遵方服之。

廓清飲加味

當歸、桃仁（泥）、雲苓皮各 12 克，川芎、枳殼、懷牛膝、白芥子（炒）、生薑皮各 4 克，赤芍、紅花、大腹皮、澤瀉、雞內金各 6 克，桂枝、香附各 4 克，水煎服。

每煎分兩次溫服，連服六七劑。次診，肚腹縮小，塊衰軟，食增加，青筋隱隱，二便正常，脈近和平。遵經言，大積大聚，衰其大半止之。續服香砂六君子湯加味，以圖善後。

加味香砂六君子湯

黨參3克，白朮、雲茯苓各6克，炙甘草、桂枝、三棱、莪朮各1.5克，陳皮、半夏、川厚朴、雞內金、大腹皮各4克，砂仁、廣木香各2克，生薑3片引，水煎空腹服。

曾治一小孩，年甫五歲，肚腹脹大而痛。按之腹內似有疙瘩，面白唇紅，舌上盡白，脈象雖微，而近和平。其種種跡象，可以判定蟲證。因小孩疲憊不堪，不敢驟用下蟲之劑，擬以小和中飲加減予之。

加減小和中飲

川厚朴、澤瀉、雲茯苓、檳榔、陳皮各4克，山楂6克，川椒（炒）、炒薑各1.5克，使君子仁（炒）、榧子肉各3克。

服後肚內痛甚，大便下蟲百餘條。次診，氣息奄奄，按腹疙瘩似有，多按即無。依照前方加白朮6克，又便數次，每次下蟲二三十條。三診，按腹疙瘩全無，亦不痛苦，知蟲去十之八九。予以香砂六君子湯加味。

加味香砂六君子湯

黨參、白朮、雲茯苓、陳皮、半夏、使君子仁（炒）、榧子肉各3克，炙甘草6毫克，砂仁、廣木香、川椒各1.5克，炒薑1克。

連服數劑，飲食增加，續服加味人參健脾散數劑癒。忌食生冷、油肉、甘美之物。

加味人參健脾散

黨參、白朮、生麥芽各30克，雲茯苓、檳榔、神麴、陳皮、當歸、白芍、五加皮各15克，山藥18克，甘草6克，砂仁、使君子仁（炒）、榧子肉、廣木香、川椒（炒）各9克。

共為細末，早晚空腹每服3克，開水送下。此方治小孩腹內有蟲，面黃痿軟，吃土吃炭，甚驗。

曾治一人，三十餘，肚腹如抱甕，一身悉腫，小水不利，脈沉而濡弱，治療數月不癒。最後不得已，以雞矢醴酒連服兩劑，便穢物很多，腫消小水利，能飲食矣。

雞矢醴酒方①

用羯雞矢500克，曬乾炒香，再用無灰酒三碗，煎至一碗半，濾汁，五更空腹溫服。服後停五六小時，行黑水穢物，隔日再服一次，如前法。

一婦二十餘，因有抑鬱，致經事不和甚少。漸漸肚腹脹大，一身肥胖異常，似腫非腫，時覺腹內重墜，呼吸稍感困難，然顏色光澤二便正常，六脈沉濡。

予以雞矢醴酒。用雞矢曬乾一升，如法炮製，分三次白酒煎服，服法同前。服後肚腹縮小而輕鬆，呼吸正常，體肥漸減，經事亦調矣。

【註】

① 雞矢醴酒方，出自《內經》一書。羯雞，即公雞，矢，即糞也。將強健公雞一隻另圈一處，待腹內舊糞排盡，可餵小米、玉茭一天，所下糞頭白尾青，形狀像箭矢者良。無灰酒，即黃酒。

洩　瀉

脾為中州土星，惡濕而喜燥，若濕氣盛，則失健運之職，洩瀉作矣。雖說濕多成瀉，然有濕熱、濕寒、食積、脾虛、腎虛之分，宜分而治之，胃苓湯是主劑。方書論述甚多，惟陳修園論中，言簡意賅，足可為法。至於大虛大寒，腸鳴腹痛，甚至脫肛者，或真人養臟湯加升麻、柴胡以升提之，或桂附理中湯，或舉元煎、桂附八味丸加菟絲子之類，均可擇用。

患者崔某，於秋月患水瀉，五更腹痛，一起床即瀉，日瀉數十行不止，此乃脾濕而然。治以加味五苓散癒。

加味五苓散

白朮、益智仁（炒）各6克，雲茯苓9克，豬苓、澤瀉各4克，肉荳蔻（煨）3克，肉桂1克，廣木香3克，水煎空腹服。

一農人，年逾六旬，瀉痢完穀不化，脈尺寸微，關稍弦。責之胃家受風，木邪乘土，為飧洩[①]。治以胃風湯而癒。

胃風湯

黨參、白朮、酒當歸各6克，雲茯苓9克，酒白芍、川芎、訶子肉（煨）各4克，防風3克，肉桂1.5克，水煎服。

一人泄痢日久，肚腹膨脹而疼痛，每天大便三五次不等，有時完穀不化，小便頻數，飲食減少，脈微細，當視火衰土失所養。治以加減真人養臟湯數劑而康。

加減真人養臟湯

黨參、雲茯苓、烏藥、益智仁各4克，白朮、草果仁（煨）、酒白芍、川厚朴、當歸（土炒）各6克，炙甘草、炒薑、廣木香各2克，肉蔻（煨）3克，肉桂、附子各1.5克，水煎服。

【註】

① 飧瀉——本病是肝鬱脾虛、清氣不升所致，表現為洩瀉清稀，完穀不化，腸鳴腹痛，脈弦緩。

淋濁二證

淋者，淋漓不斷也，由膀胱蘊熱所致。其證有五，即石淋、膏淋、勞淋、氣淋、血淋。

石淋宜大分清飲合益元散加琥珀；膏淋宜五苓湯合萆薢分清飲；勞淋宜五淋湯合補中益氣湯，氣淋宜五淋湯加香附、木香、生麥芽、荊芥之類；血淋宜八正散加玉金、木通、生地或小薊飲子。又有冷淋者，其證惡寒喜飲熱湯，以金匱腎氣丸主之，鹽湯送下。

至於濁證，其因有二：濕勝於熱，則為白濁，熱勝於濕，則為赤濁。淋出溺竅，濁出精竅，淋痛濁不痛，淋多實，濁多虛，此淋濁之大概也。

患者吳某，染赤濁之苦，始得之毫無痛苦，迨二十天後，小便時下墜，腰痛精神睏倦，以加減地黃湯連服數劑癒。

加減地黃湯

熟地 18 克，山藥、山茱萸肉、側柏葉、巴戟（鹽水浸）各 9 克，雲茯苓、炒杜仲、炒地榆各 6 克，丹皮、黑芥穗、薑炭各 4 克，澤瀉 3 克，水煎服。

一人患白濁，不痛不癢，惟肢體倦怠[①]，不能動作，以茯苓倍子散主之。

茯苓倍子散

雲茯苓 60 克，五倍子（鹽水炒）30 克。

共為細末，開水沖服 15 克，空腹下，日一服。

一人五十餘，患膏淋，小便頻數，澀痛異常，以加味萆薢分清飲主之而安。

加味萆薢分清飲

萆薢、赤茯苓、菟絲子各 9 克，甘草梢、當歸、白芍各6克，益智仁、石菖蒲、烏藥各3克，山梔4克，食鹽引，水煎空腹服。

此方曾治一人久患膏淋，尿時馬口[2]有白物，黏塞不通。強努，滴幾點白滑物，才能排尿，尿畢微痛而癢。以此湯去赤茯苓加琥珀4克連鬚蔥頭四五個，水煎服癒。

工人劉某患淋，日數十次，勤出無度，但點滴難出，莖中澀痛如刀割，大吼大叫，汗下淋漓，肢冷如冰。經驗方用瓦葦120克，連根切碎，水煎服，其痛少止。服二煎，覺尿多幾點，每天守服，服至5公斤，小便通暢而無痛苦矣。

【按】瓦葦用古廟頂上生的，越陳越好。此藥通淋甚捷。

一血淋患者，疼痛如狂欲哭，服藥不驗。余教他剪髮燒灰研為細末，空腹開水送下6克，日二服。髮灰用無病之人的（男女不分），剪下洗淨，炒焦研為細末。

一男人五十八歲，前陰淋痛，後陰不通，著人來問一方。予以八正散，大便通，淋痛亦減，但小便不長，時時下墜欲尿。此緣前湯利之太甚，犯中上二焦。予以黃蓍甘草湯補中益氣一劑安。

黃蓍甘草湯

生黃蓍15克，甘草4克，水煎服。

【註】

① 倦怠——怠，懈也。倦怠即睏乏之意。

② 馬口——即尿道出口。

◈ 癃閉遺溺

經曰：「膀胱不利為癃，不約為遺溺。」《醫宗金鑑》云：「膀胱熱結，輕者為癃，重者為閉。」癃者，淋瀝點滴，日數十次，勤出無度，莖中澀痛如刀割。經驗方用瓦葦 120 克連根切碎，水煎服，連服 10 公斤左右自癒。閉者點滴不出，小腹悶脹欲絕。

經驗方以蓮子清心飲，一劑點滴而下，再劑小便如注。又孕婦忽然點滴不下，以當歸、貝母、苦參丸主之。至於大便秘結，小便癃閉，是膀胱與大府熱結不化，八正散加木香、芒硝以通之。小便不通有氣血之分。熱在上焦氣分者，渴而小便不通，宜清燥金之正化[①]，用氣薄滲淡之藥，瀉火而清金，滋水之化源。熱在下焦血分不渴者，用氣味俱厚之藥。如陽虛不化，治宜金匱腎氣丸，陰虛不化，治宜滋腎丸。

至於遺溺，不知而尿出為遺溺，知而不固為不禁，屬虛寒，或以補中益氣湯隨證加減施治，或六味地黃湯去澤瀉加桑螵蛸、韭子，或加味桑螵蛸散。

一婦四十五歲，患遺溺一月餘。常常不知不覺尿出，夜則更甚，晝夜無度數。精神委靡，脈微弱。當責腎氣虛，膀胱失鞏堤[2]之職。予以加減六味地黃湯。

加減六味地黃湯

熟地12克，山藥、山萸肉、益智仁、烏藥各6克，丹皮、雲茯苓各4克。

水煎服四劑後有了知覺，次數也減少。又服四劑，飲食精神俱見佳，唯尿不禁。診其脈，寸口見虛，雖屬腎氣虛，膀胱不約，良由肺氣虛故耳，宜補中益氣。以脾者肺之本，肺者氣之本，使肺氣旺，則四臟之氣皆旺，膀胱安得不固乎？續服黃蓍甘草湯尋瘳。

黃蓍甘草湯

黃蓍15克，甘草4克，水煎溫服。

又治婦人，或胎前或產後遺尿不禁，河間謂熱甚廷孔鬱結，神無所依，不能收禁之意也。以千金白薇散（即白薇、白芍等份為末）溫酒空腹調服6克，屢屢奏效。由此觀之，癃閉遺溺多端，不可一概論治。

一婦妊娠，忽然小便點滴不下，困憊異常，以當歸、貝母、苦參丸主之。

當歸貝母苦參丸（湯劑）

當歸、貝母、苦參各9克，水煎服。

一人小便閉，點滴不下，小腹滿悶欲絕，查外無表證，予之蓮子清心飲，痛苦乃除。此方經驗既久，靡不得心應手，誠療閉之良方。

蓮子清心飲

黨參、石蓮子、車前子、雲茯苓、王不留行、白果（碎）各9克，粉甘草3克，肉桂1克，水煎服。

【註】

① 正化——當其位者為「正」。人體內氣機的運行變動曰「化」。正化即正氣所化。

② 鞏堤——鞏固升提之意。

頭　痛

頭為諸陽之會，凡風寒外在經絡，上攻於頭，皆令人頭痛。《難經》曰：「手三陽之脈受風寒，伏留而不去者，則名厥頭痛」。言三陽之經皆上於頭爾。

然三陰亦有令人頭痛者。太陰、少陰之脈皆上至頸、胸中而還，不上循頭，多有頭痛者，或寒痰壅於胸膈，或氣逆於腦頂所致也。惟厥陰之脈循喉嚨，上頏顙[①]，連目眥，上額，與督脈會予巔頂，頭痛乾嘔吐涎沫者，吳茱萸湯主之。又有偏正頭痛，或數日一發，或半月十天一發，或痛連腦，綿綿不止。服疏風散寒祛痰之藥不效者，是風毒盤聚於腦頂，非越竅直入，不能剿其穴而破其壘，必也。

仿王荊公以生白蘿蔔汁注鼻之法，去數十年之偏頭痛。不應，用白菊花陳茶煎湯冷注。一法細辛，皂角共研細末，吹鼻孔中，得嚏則止。其注法，左痛右注，右痛左注，正頭痛注兩鼻孔。患者仰面睡在床上，取藥注鼻，以鼻代口，通腦最為捷徑。

此法外之法，治法之奇也。由是思之，小小邪氣所侵，而有難排難解之勢，至於痛徹髓海，手足寒至節之真頭痛，則不待言矣。

一男人三十餘，頭痛連腦，痛如斧劈，目不能開，叫苦連天，脈浮緊。此屬風中腦頂，目系連腦。以白芷湯主之。

白芷湯

白芷、川芎各6克，藁本、陳皮、細辛各4克，川烏、甘草各3克。

水煎服後，須臾而安，一天無苦。次日早飯時又覺疼痛，口微乾。依前方加升麻 2 克，生石膏 9 克，薄荷 4 克，白菊花 6 克，其病遂癒。有痰者去川烏，合二陳湯。

一婦三十九歲，因崩漏後氣血大虛，又感太陽中風，一身惡寒，頭痛連腦及風府，至肩背抽痛，脈浮緊。治以加減調茶散合桂枝附子湯二劑癒。

加減調茶散合桂枝附子湯

當歸、白芍各6克，川芎、羌活、薄荷、白菊花各4克，細辛、桂枝各3克，生黃蓍、白芷各9克，附子1.5克，炙甘草2克，生薑3片引，水煎服。

一人頭痛而暈，肚腹時時向背抽吸，腰亦痛，計三年矣。診之，脈虛而滑。知氣血不足，寒痰壅於胸膈，牽引腰背抽痛。方用加味八珍湯癒。

加味八珍湯

黨參、雲茯苓、白朮、當歸、熟地、白芍、神麴各6克，生甘草3克，川芎、明天麻、陳皮、薄荷各4克，半夏、焦山楂、生黄蓍各9克，生薑3片引，水煎溫服。

一酒客，腦皮腫痛而麻木，百治不效，以加味白芷湯治之，其痛遂解。

加味白芷湯

川芎、葛根各6克，防風、藁本、薄荷各4克，白芷、白菊花各9克，遼細辛、甘草、川烏各3克，蜂窩一塊為引，水煎服。

一人頭痛已五六年，六脈微細，寸口更甚。知氣虛，予以加味補中益氣湯。

加味補中益氣湯

生黄蓍9克，黨參、當歸、白芷、蔓荊子各6克，生甘草、細辛、川烏各3克，柴胡、升麻各2克，川芎、陳皮、白朮、防風、藁本各4克，生薑3片引。

水煎服二劑後，頭痛減大半，又覺鼻眼痠痛，面赤，皆因服祛風之藥，維護不謹，陽明經又中風邪，予以加味葛根湯一劑安。

加味葛根湯

葛根9克，防風、川芎各4克，生草3克，白芷、赤芍、蔓荊子各6克，生薑引，水煎服。

一人頭痛，查無他證，以白芷湯二劑癒。

白芷湯

香白芷9克，川芎6克，生甘草、川烏各3克，水煎服。

幹部劉某，因文牘勞累，數年來頭昏不休，每看書熬夜則劇，別無其他病症。脈寸微尺盛，知陽氣偏虛，陰氣偏盛。予以八珍湯加味，數劑癒。

加味八珍湯

黨參、白朮、當歸、熟地、白芍各6克，雲茯苓、川芎、柴胡、明天麻、薄荷各4克，生甘草3克，生黃蓍9克，生薑3片為引，水煎空腹服。

昏而且疼加白芷4克，半夏9克。

此方治多年頭痛，時輕時重，甚至連腦，或有汗無汗，如不發熱，脈微弱者去柴胡，加陳皮、藁本、白芷各4克，半夏6克，薄荷3克。如不應，以補中益氣湯加防風、藁本、蔓荊子、明天麻、白芷等，無不應手取效。

又一方左歸飲治頭暈微痛，無論遠年近月，但脈見上盛下虛，無其他病症者，為陽氣偏盛，陰氣偏虛，以加減左歸飲治之，屢效。

加減左歸飲

熟地18克或24克，山藥、山萸肉、枸杞、雲茯苓、肉蓯蓉各9克，川芎6克，細辛、炙甘草各3克，薄荷4克。

如頭額疼痛加白芷6克，痛連腦者，加藁本4克，又經驗治頭昏目弦，耳如蟬吟蛙鼓，無其他病症，以左歸飲加減屢獲卓效。

加減左歸飲

熟地15克，山藥、山萸肉、雲茯苓、枸杞子、川芎各6克，細辛3克，肉蓯蓉9克，明天麻、澤瀉各4克，柴胡2克。

治頭暈經驗方

柴胡、枳實、雲茯苓、澤瀉、檳榔、白菊花、鉤藤各4克，甘草1.5克，白芍、當歸各6克，山楂9克，薄荷3克。

飲食尚可去山楂、檳榔。此證無其他病者，非外來之風，是內生之風也。諸風掉眩，皆屬於肝，余製此方，正是治肝之意也。

【註】

① 頏顙——為咽上上顎與鼻相通的部位，亦即軟口蓋的後部，此處有足厥陰肝經通過。

眼　目

人之兩目，猶天之日月也。日月有時被風雲雷雨所蔽，則照臨無光。目有時被臟腑之邪熱上攻，則蒙受其害。蓋目者，宗脈之所聚。五臟六腑之精氣上注於目而為精，精之窠為眼，氣之精為白眼，屬肺為氣輪。骨之精為瞳子屬腎為水輪。筋之精為黑珠，屬肝為風輪。大小眥為血輪。大眥屬心君，大眥赤者為實火；小眥屬心包絡相火，小眥赤者為虛火。肉之精為約束，即眼疱皮也，屬脾為肉輪，裹擷[①]筋骨氣血之精，而與脈繫上屬於腦，後出於項中。

夫目具五臟六腑之精氣，其風熱上攻於目者，或暴赤腫痛，畏日羞明，或頭痛如刀破，睛痛如錐刺，羞澀目不能開，此危候也。若不急治，三五日即能損目。又或胬肉攀睛[②]，赤脈貫睛，赤爛痛癢，或生翳膜等證，凡此皆屬外障，證屬有餘。

先哲云：「目不因火不病，能治火者，一句便了。」至於目不紅不腫，不痛不癢，或兩目昏花，視物不明，或瞳人散大，睹物不明，或眼落黃黑等花，或眼珠塌陷，或眼皮重墜而難開，凡此皆屬內障，證屬不足。總之，無論內外障，其有餘不足，皆不出五輪之部位，視其所犯何輪，則知病之所在矣。

大抵肝開竅於目，肝者，腎之子，心之母也。虛則補母，實則瀉子，則得治目之大法矣。

教師衛某，年四十餘，患左眼瞳仁散大，視物不明，不痛不癢，不紅不腫。數月後，右眼瞳仁又散大，差不多與黑珠等。視力大減，幾至不能行路。診之尺脈細弱。此乃真陰腎水不足，肝失所養。方用加味六味地黃湯。

加味六味地黃湯

熟地12克，山萸肉、山藥（炒）、枸杞子、白芍（炒）各6克，丹皮、雲茯苓、澤瀉、白菊花、五味子各4克，當歸、女貞子各9克，水煎空腹服。

守服十四劑，瞳人縮小如故，視物如前明矣。此方治瞳人散大甚驗。如瞳人散大而灰白半邊，急服此方十餘劑，雖不能痊癒，亦可以移深居淺，轉重就輕。若瞳人不散大，但視物不明，不紅不腫，不痛不癢，或眼見黃花黑花等等，去五味子，加菟絲子6克，柴胡2克，未有不癒者，多服能收全效。凡內障諸證，多是真陰腎水不足有以致之，屬氣虛者，百中僅見一二。

患者王某，年二十餘。左眼黑珠無故起白點子，不疼不癢，不紅不腫，非云非翳，漸漸擴大，視物不明，數年間就醫許多罔效。余告以每天用黑豆料皮一把，放在碗內，開水一勺烹之，午飯後乘熱服一次，再用開水一勺烹之，晚飯後乘熱服一次，如此服法，不能間斷。服至兩月，其病乃除。

患者或謂，如此頑固之證，治來全不費力，尤其黑豆料皮其效如神，使人惑而不解。余答曰：「黑珠屬肝，此乃肝虛，虛則補母，以黑豆補腎，用皮者迯類象形之意也，認定是證，使用是藥，焉能藥到病不去。」

一人患眼疼，白珠盡紅，腫痛流淚，畏日羞澀，脈浮數。此緣風熱上攻於目，以涼血散火湯主之。

涼血散火湯

生地9克，赤芍6克，黄芩、丹皮、歸尾、柴胡各4克，蟬蛻（去頭足）、荊芥、防風、車前子（鹽水炒）各3克，生薑1片引。

痛不可忍、口渴加酒炒黃連3克，頭痛發熱加羌活3克，白芷4克，紅腫不退加紅花2克，酒炒梔子6克，大便燥者加酒大黃6克。

一人右眼疼三月矣！白珠紅腫，視物不明，右鼻翼上至眉棱骨抽痛異常，近來左眼亦疼，以加減血府逐瘀湯三劑安。

加減血府逐瘀湯

生地、當歸、蒺藜（炒）各9克，赤芍、菊花、桃仁泥、白芷、蔓荊子、焦梔、辛夷各6克，川芎、薄荷、桔梗、木通各4克，甘草3克，水煎空腹服。

一人右偏頭疼引起右眼珠疼腫，予以加減荊防湯。

經驗方（加減荊防湯）

白芷、當歸、蔓荊子、酒大黄各6克，赤芍、枳殼、薄荷、防風、青葙子各4克，川芎3克，芒硝、蒺藜（炒）各9克，生薑1片引，水煎空腹服。

一人患眼疼，暴赤紅腫，頭痛如刀劈，眼疼如錐刺，叫苦連天，目不能開，此火盛風熱上攻，以涼血散火湯合止痛沒藥散一劑安。

涼血散火湯合止痛沒藥散

生地15克，沒藥、大黃、血竭花、芒硝各9克，歸尾、赤芍、丹皮、黃芩、桃仁、山梔各6克，防風、荊芥、柴胡、紅花各4克，蟬蛻（去頭足）、酒黃連各3克，水煎服。

又治一人患眼疼，與此彷彿，但較輕而起雲翳。於此湯內去沒藥、丹皮、芒硝，加蒺藜9克，鍛石決明、白菊花6克，甘草、木賊3克，茶清為引，二劑而安。

一人眼瞼下墜，視物不明，脈無力，責之氣虛，予以加味補中益氣湯癒。

加味補中益氣湯

黨參、白朮各3克，炙黃蓍4克，當歸、白芍、甘枸杞各6克，陳皮、炙甘草、柴胡各1.5克，川芎、升麻各2克，或加熟地6克，水煎空腹服。

一患者眼痛以致眼皮赤爛，脈浮數，是風熱作祟，以搜風散主之，外用洗藥。

搜風散

當歸、蒺藜（炒研）各6克，川芎、防風、荊芥、穀精草、車前子（鹽水炒）、蕤仁各3克，赤芍、白菊花各4克，甘草1.5克，蟬蛻（去頭足）2克，生薑1片引。

外用方

銅綠、膽礬各1克，黃連、澤瀉、當歸、川芎各1.5克，煎湯洗之甚效。

一婦眼疼年餘，雲翳遮滿黑珠，雙目失明，頭痛連腦，紅腫盛甚，眼皮外青腫，羞見日光，被縟遮頭，則覺輕鬆。否則，痛不可忍，叫苦連天。凡此皆因風熱上攻，治之不善，往往如是。病者及家中人要求：眼已失明，只要止住疼痛就算了事。治以加減撥雲散。

加減撥雲散

生地、蒺藜（炒）各9克，赤芍、歸尾各6克，防風、枳殼、白菊花、焦梔、桃仁泥、青葙子、蔓荊子各4克，木賊、柴胡、川芎各3克，蟬蛻（去頭足）、酒黃連、紅花各2克，生薑1片、蛇皮引，水煎空腹服。

連服4劑其痛稍減。加鹽水炒車前子3克，去青葙子，守服13劑痛止，紅腫悉退，目能開，雲翳稍薄。其後漸漸雲翳退開能視物矣。雖未能退盡，而粗針工也能做。

又治一小女孩其病和此婦彷彿。於此方內去青葙子加酒炒黃芩2克，守服十餘劑，雲翳雖未退盡，而針工能做。凡治暴赤眼痛，雲翳遮滿黑珠者，只要紅腫疼痛，按照此方份量，隨人大小強弱，斟酌加減施治，疼止腫退，雲翳亦隨之而退。若紅腫疼痛俱退而雲翳不退去，則無望矣。實踐既久，無不得心應手。

又治一人眼疼，由一隻疼轉成兩隻疼，白珠有紅線，眵[3]淚交流，羞澀難堪，微痛微癢，黑珠邊生雲翳，視物不明，以荊防湯主之。

荊防湯

荊芥、防風、蔓荊子、赤芍、白菊花、青葙子各4克，川芎、甘草各2克，生地9克，車前子（鹽水炒）、蟬蛻（去頭足）、木賊、黃芩各3克，蒺藜6克，生薑1片、竹葉2克引。

如火盛者，加酒黃連2克，焦梔4克，大便燥者加酒大黃6克。

一家屬，年四十餘，患眼漏。兩目大眥微腫，大眥下疱開一小孔，時流膿漿，視物欠明，頭暈而微痛，六脈沉弱，尺中更甚。脈證相應屬脾腎虛寒，予以左歸飲加味，守服十餘劑而癒。

加味左歸飲

熟地18克，山藥、山萸肉、枸杞子、白朮、肉蓯蓉各9克，雲茯苓6克，川芎、白芷各4克，炙甘草、細辛、懷牛膝、車前子（鹽水炒）各3克，附子、肉桂各1.5克，女貞子12克，水煎服。

一嫗五十餘，眼乾而澀，視物昏花，六脈無力。經云：「肝開竅於目。」肝為腎之子，腎水不足，則肝失所養，故有是證。擬以補腎益肝之品，四劑而癒。

經驗方（補腎益肝湯）

熟地25克，山藥、山萸肉各12克，白菊花4克，生白芍、炒蒺藜、菟絲子各9克，鍛石決明6克，柴胡2克。

又治一男人，眼證與前相似，但兼痿，以前湯加蒼朮6克、黃柏6克、懷牛膝4克而癒。

一農民三十餘，傷寒病癒後時時目落黃花又落黑花，漸漸視物模糊，眼珠塌陷，也無其他表現，脈微弱。此或因下多傷陰，或將息失宜，致臟腑之精氣不能上注於目，故有種種見症。守服加味地黃湯十七劑，昏者明而陷者起，諸病悉除。

加味地黃湯

熟地18克，山萸肉、當歸、枸杞子、菟絲子、金毛狗脊各9克，山藥、白芍各6克，白菊花、丹皮、澤瀉、雲茯苓各4克。

【註】

① 裹擷——包裹。

② 胬肉攀睛——胬肉由眥角隆起呈灰白色，漸侵黑睛角膜，以致影響視力。

③ 眵——即眵目糊。眼睛分泌出來的液體凝結成的淡黃色東西。

霍　亂

霍亂一證，因風寒暑飲而成。卒然揮霍撩亂，陰陽乖隔[1]。邪在上，但吐而不利；邪在下，但利而不吐；邪在中，吐利交作。吐而不利，無大熱者，以藿香正氣散主之。利而不吐，暑熱者，以六一散或五苓散去桂加黃連滑石主之。

如上吐下瀉，均按藿香正氣散，加蒼朮、車前子健脾而利濕。又有陰寒霍亂，四肢厥逆或吐或瀉或肚腹疼痛，大汗淋漓，脈見無力者，急以加味附子理中湯主之，遲則不及救矣!此經久輒效。

藿香正氣散

藿香、陳皮、大腹皮、紫蘇、雲茯苓、桔梗、川厚朴、半夏各4克，白朮、甘草、白芷各3克，生薑引。

加味附子理中湯

黨參、半夏、白朮各6克，附子、炙甘草、廣木香各3克，乾薑、陳皮各4克，生薑3片引，水煎服。

如腹不痛者，木香易藿香。

余當年外出，途中遇幾位學生攙一青年，約十八九歲，肚腹疼痛，吐瀉大作，不能行走。問有補救否？余曰，隨身不帶針藥，無如之何。適逢一肩挑貿易者至，余問有針否？答曰有。遂出縫紉針二包，余拈取一根，急向患者左手中指二間橫紋中輕輕一刺，擠出黃水如豌豆粒一點，須臾而安。此法得一老者相傳，男左手，女左手，試之甚驗，故錄之。

【註】

① 乖隔——不和諧。

黃疸

黃疸之病，皆屬於脾。蓋脾者，中州土也，其色黃。或為濕熱相摶，則土氣鬱，土氣鬱則土之真色見，故一身面目皆黃。大抵諸陽黃，皆由濕熱得之。若濕勝於熱，先去其濕，濕去則熱亦隨之而去。熱勝於濕，先去其熱，熱去濕亦隨之而去。至於陰黃則不然，身重肢體厥逆，非大溫大補不足以消其陰而去其濕。若乃瘀熱黃汗，臨證斟酌，自能得心而應手矣。

曾治一人，周身頭面黃如橘色，小便不利，身無寒熱，以茵陳五苓散主之。

茵陳五苓散

雲茯苓、茵陳各9克，白朮、豬苓、澤瀉各6克，肉桂1克，水煎溫服。

余用此方，隨證加減，甚驗。

患者楊某，年方三十，在村務農，素無疾病。忽患陰黃，面顏黧黑，惡寒，四肢厥冷。口不乾渴，不思飲食，小便黃赤，一身痿軟，六脈沉遲而微。以理中湯加肉桂附子茵陳主之。

加味理中湯

黨參6克，白朮9克，炙甘草、附子各3克，肉桂1.5克，茵陳、炮薑各4克。

水煎服數劑而黃退，惟不思飲食，痿軟依然，又服龜齡集 9 克而瘳。

失眠欲寐二證

經曰：「陽氣滿則陽蹻[①]盛，不得入於陰則陰氣虛，故目不瞑矣。」又曰：「衛氣留於陰，不得行於陽，留於陰則陰氣盛，陰氣盛則陰蹻[②]滿，不得入於陽則陽氣虛，故目閉也。」遵經之言，拾己經驗，大抵失眠多因思慮憂鬱，勞倦過度，心脾血虛，以滋養心脾為主。欲寐多因痰濕作祟，以利濕祛痰為主。二證在臨床中間有其他病因，如胃不和臥不安者，就非滋補和安神所能及。應隨證施治，不可拘泥一方一法。

一領導幹部，因工作繁忙，用腦過度，晝夜不寐，一月有餘，伴見乾嘔、厭食、體倦、脈滑。此乃胃不和有痰故也。治以內經半夏湯，一劑而癒。

半夏湯

半夏 21 克，糯米一把。

以長流水，揚萬遍，煎半碗服之，覆杯則臥，汗出則癒。

又經驗逍遙飲治失眠，加夏枯草 6 克，知母 3 克，半夏 6 克，往往有效。

曹姓閨女十九歲，父母相繼而亡，身未適人，悲哀抑鬱，患失眠怔忡不安。有時欲胡跑亂走，情不自禁。下午倦怠，四肢乏力，六脈微弱，然心地清楚，亦不胡言亂語。知憂思過度，致傷心脾，予以加味歸脾湯而癒。

加味歸脾湯

黨參、白朮、炙黃蓍、當歸、白芍、元肉、茯神、夏枯草各6克，炙甘草、廣木香各2克，遠志、知母各3克，炒棗仁9克，柏子仁、半夏各4克，生薑引，水煎服。

一人攜子來診，其子二十一歲。據云，八九歲時患瞌睡病，整日睏倦思睡，就是吃飯、行路、動作，也不由得打盹，別無他病，十多年延醫許多罔效。余診之，六脈微，寸中更甚。陽氣陷入陰中，而不行於陽，陰盛故欲寐。予以加味補中益氣湯。

補中益氣湯

黨參、當歸各6克，白朮、炙黃蓍各9克，柴胡、炙甘草、升麻、附子各2克，桂枝4克，陳皮3克，生薑3片引。

服六七劑而神爽志清。方中加桂枝以益陽、附子以消陰。俾陽氣振，如離照當空，陰霾之氣悉散，自無偏盛之弊矣。

一人心煩不寧，健忘失眠，有時欲奔跑不由自主，若不急治，久之神不寧，志不定，恐變生他病，擬以加味十味溫膽湯而安。

加味十味溫膽湯

陳皮、枳殼、雲茯苓、竹茹、生梔子、茯神、夏枯草各4克，炙甘草2克，白芍、當歸、半夏各6克，淡豆豉12克，炒棗仁9克，遠志3克，生薑3片為引，水煎空腹服。

【註】

①、② 陽蹻、陰蹻——均係奇經八脈之一。

第三部分

婦　科

婦女一科，古來著述甚多，並有專科，無庸冗贅。茲集經驗者錄之，分門別類，以作參考。

調經門

一室女十七歲，身體素弱，從未行經，而學識程度尚可。瞞父母偷看言情小說，漸漸積思成勞，肢體疲倦，飲食不思，肌肉消瘦，往來寒熱，皮膚甲錯。臍下偏右起有積塊，推之不移，按之疼痛。醫以血枯經閉治，專用一派通經行瘀之藥。

余曰：「非其治也。」脈寸關弦硬，尺中稍緊，病得之有所欲而不遂，即《素問》謂「二陽之病發心脾，有不得隱曲，女子不月。」蓋隱情曲意難以舒其衷者，致心氣不開，脾氣不化，不開不化，則水穀日少，血乏來源矣。至於臍下之積塊，大抵因氣鬱血滯，或外因風寒、內傷生冷，凝結而成有形之病。症狀雖多，總以解鬱健脾為先。

治宜加味逍遙散，連服數劑，精神稍振，飲食稍增。繼以溫經湯、桃仁桂枝湯加減，循環服之，寒熱漸退。戒以再不要看黃色小說，因它意卑詞鄙，內容荒唐，青年人愛逐情節，少動腦筋，容易中魔，毒害身心。又囑家中人日日引她散步，做一些力所能及的營生，鍛鍊體魄，幫助消化。

從此，邊勞動邊服藥，兩三月後，腹內之塊漸漸軟小，皮膚漸漸滑潤，面有光澤。後間服歸脾湯、雙和飲，諸恙悉除，月事以時下。

加味逍遙散

柴胡、雲茯苓、白朮、焦梔、神麴、枳殼、石斛各4克，白芍、丹皮、生麥芽各6克，當歸、山楂各9克，炙甘草、薄荷各1.5克，煨薑3片引。

溫經湯

當歸、白芍、丹皮、生麥芽各6克，川芎、陳皮、神麴、檳榔各4克，官桂、莪朮、黨參、牛膝各3克，炙甘草1.5克，水煎服。

加味歸脾湯

黨參、炙黃耆、茯神、炒棗仁各4克，白朮、當歸、白芍、元肉各6克，遠志3克，砂仁2克，廣木香2克，生薑3片、大棗4枚為引，水煎服。

雙和飲

熟地、當歸、白芍、生黃耆、生麥芽各6克，川芎3克，炙甘草、肉桂各1.5克，砂仁2克，水煎服。

桃仁桂枝湯

桂枝、赤芍、生地、烏藥、生麥芽各6克，陳皮4克，桃仁（泥）12克，水煎空腹服。

治此病之過程中，或服逍遙散，或服溫經湯及桃仁桂枝湯等。有時發渴加麥冬，有時發熱加酒芩或炙鱉甲。有時塊痛加元胡、木香、小茴、烏藥之類隨宜。總之，或加或減，因病制宜，概不拘泥成方。大抵十婦九鬱，婦女之病，解鬱為先。鬱解而臟腑之氣和，臟腑之氣和，則經自通。

余用逍遙散加減，治婦女血虛煩熱，口燥咽乾，月事不調，食少倦臥，營衛不和等證，活人甚多。誠解鬱之神劑，婦科之要方也。

一婦經行腹痛，裡急後重，脈小急。此寒疝攻衝刺痛，宜溫經逐瘀。方用加減少腹逐瘀湯一劑癒。

加減少腹逐瘀湯

當歸15克，川芎、赤芍、元胡、沒藥、五靈脂、荔枝核（煨）各6克，炒薑2克，香附、桃仁、小茴香各4克，官桂3克，水煎空腹服。

一患者二十六歲，自訴四年經水不至，起初並無不舒感覺。近來偶患咳嗽，往來寒熱，一身疲倦，晚上更甚，至夜半微似有汗，則不酸楚而平和矣。

如此月餘不瘳，脈稍浮弦，因近感風寒病瘧，予以加味柴平煎一劑，諸病悉除。後幾日經行而腹脹微痛，又以四物合平胃散加減乃安。

加味柴平煎

柴胡、蒼朮、陳皮、半夏、川厚朴、黃芩、雲茯苓、檳榔、青皮、威靈仙、草果仁（煨）各4克，炙甘草2克，當歸6克，生薑3片引。

四物合平胃散加減

當歸15克，川芎、白芍各6克，炙甘草3克，香附、陳皮、蒼朮、川厚朴、草果仁（煨）各4克，官桂2克，生薑3片引。

一少婦二十三歲，經水將來，臍腹絞痛，小腹冰冷，手足臂膀腰腿且疼且腫，頭面浮腫，飲食不思，經來澀少，色黑有塊，三五日經止，其痛亦止，飲食如常。詢之，自十六歲初行經時就是如此，直至現在，更勝於昔。脈沉而小急，兩尺更甚。此純係下元寒甚，瘕氣攻衝刺痛，新血與舊血相搏。以少腹逐瘀湯合十香丸加減二劑痛減經調，次年生子。

少腹逐瘀湯合十香丸加減

當歸18克，川芎、赤芍、香附、沒藥、烏藥各6克，小茴4克，官桂、炒薑、廣木香、茄楠沉、皂角子（炒研）各3克，元胡、桃仁泥各9克，澤瀉8克，水煎空腹服。

一婦二十九歲，每逢經期前三日，臍下痛如刀割，經來半日許，其痛即止。經如爛肉，小便澀痛。總責衝任氣滯血凝，新舊血相搏。

宜於逐瘀通經隊中，參以利濕之品，俾瘀去新生，則胞無瘀滯之患，而膀胱之蘊熱消除，小便自不痛苦矣。方用加減少腹逐瘀湯。

加減少腹逐瘀湯

當歸15克，赤芍、元胡、吳茱萸、烏藥、茵陳、沒藥、桃仁、赤茯苓各6克，川芎、香附、焦梔各4克，莪朮、桂心、懷牛膝各3克，炒薑1克引，水煎服。

二劑痛止，小便通暢。又按前方加減再服二劑，次月經行再無痛苦，一切正常矣。

加減少腹逐瘀湯

當歸9克，川芎、枳殼、香附、澤瀉各4克，赤芍、桃仁泥、元胡、吳茱萸、烏藥、沒藥各6克，莪朮、桂心各3克，水煎空腹服。

一少婦二十歲，每逢經前，肚腹疼痛嘔吐，食甚吐甚。經行色黑有塊。經回嘔吐頓止，肚腹亦不痛苦，飲食如常。診得六脈微細，尺中更甚，火衰無疑矣。予以益火降逆湯，補火生土，諸病悉除。

益火降逆湯

熟地18克，山萸肉、當歸、元參各9克，白芥子、五味子、懷牛膝、雲茯苓各6克，附子、肉桂各4克，製半夏、生薑（切）各12克，水煎服。

一婦二十九歲，經水將行，腰腹疼痛，白帶多，口乾而渴，經來色紫，然飲食如常，如此七八年。宜調氣血，暖腰臍，自無先帶後經之弊矣。方用加減八珍湯。服二劑，下月經行，白帶減少，腰腹不痛，其色正常，惟血中尚有結塊，又予以加味四物湯而癒。

加減八珍湯

當歸15克，川芎、雲茯苓各6克，白芍、白朮各9克，炙甘草1.5克，桂心、酒芩各3克，小茴香、沒藥各4克，水煎服。

加味四物湯

熟地、當歸各9克，白芍、白朮、雲茯苓、丹皮各6

克，川芎、香附各4克，沒藥、元胡各3克，水煎空腹溫服。

一婦四十四歲，六脈上盛下弱，龍雷之火上炎，兼木盛土衰。所以，經前嘔吐，經行則劇，不欲食，口乾渴，手心燒，有時肚腹疼痛，延數月漸漸加重，以余製之益火降逆湯補火生土，導龍入海。加黃連以平心包甲膽之熱，加白芍抑木扶土。

一劑，飲食大進，諸病多去，惟手心發燒仍舊，依照前方加酒炒黃連 1.5 克，再劑而安。

益火降逆湯加味

熟地 15 克，山萸肉、雲茯苓、當歸、炒白芍、元參各6克，懷牛膝3克，五味子、白芥子、澤瀉各4克，附子、肉桂各2克，製半夏9克，生薑5片引，水煎空腹服。

一婦經水或先或後無定期，色先淡後黑，量甚少，少腹微痛，六脈尺中獨弱，當是下元虛寒。治以艾附暖宮丸改湯主之。

艾附暖宮丸湯

熟地、當歸、酒白芍各9克，川芎、雲茯苓、吳茱萸、陳皮各4克，艾葉、香附各4克，官桂3克，附子2克，炒薑 1.5 克，水煎空腹溫服。

一婦經前少腹疼痛，致經事不調。以加味四物湯，調經順氣行瘀而安。

加味四物湯

當歸15克，川芎、香附、酒大黃、吳茱萸、桃仁各4克，白芍（炒）、元胡各6克，桂心3克，三棱2克，熟地9克，炙甘草、炒薑各1.5克，水煎服。

一婦經行衄血唾血，寸脈洪大，宜推血下行。

經驗方（清熱順經湯）

紅花、枳殼、澤瀉各4克，黃芩、蘇木、天花粉各3克，丹皮6克，水煎服。

一少婦經水淋漓不斷，色黑腹痛，右半身酸楚。此衝任虛損，致經漏下不止，又被風寒襲入肌腠，獨居分肉之間，真氣不能周，故半身酸楚，方用黃蓍五物湯合膠艾四物湯加減。

黃蓍五物合膠艾四物湯加減

熟地、當歸、生黃蓍各9克，酒白芍、貢膠各6克，川芎、薑炭各3克，炒艾葉、桂枝、黑芥穗各5克，生薑3片、大棗2枚。

血餘灰一撮為引，水煎服。

一婦素患繞臍寒疝，經行少腹脹痛，脈弦緊。此寒邪攻衝刺痛，方用增損少腹逐瘀湯。

增損少腹逐瘀湯

當歸15克，川芎、烏藥、赤芍、元胡、澤瀉各6克，吳茱萸、小茴、香附、桃仁、沒藥各5克，桂心3克，炒薑2克引，水煎空腹服。

一婦經前乾嘔，經行頓止，兼潮熱。其經或半月十天即來，多少不一。脈左關弦數而右滑。肝鬱不能藏血，脾虛不能攝血，故有是證。方用二陳湯合逍遙散，解肝鬱，調脾胃，二劑癒。

加味二陳湯合逍遙散

陳皮、柴胡、枳殼、澤瀉、石斛、川厚朴、白朮各5克，焦山楂、白芍、雲茯苓、半夏各6克，黃芩、藿香各3克，當歸9克，炙甘草1.5克，生薑3片引，水煎服。

一婦經前衄血腹痛，寸關脈弦硬，此乃氣逆致經亦逆。凡此治宜順氣調經，若誤投參朮補劑，則變證百出。仿傅科順經湯予之。

加味順經湯

熟地15克，當歸、丹皮、白芍各9克，茜草3克，雲茯苓、元胡、澤瀉、遼沙參、黑芥穗各6克，懷牛膝5克。

如發熱加柴胡5克，黃芩4克。服兩劑後鼻衄止，繼服加味四物湯而經調矣。

加味四物湯

熟地、當歸各15克，川芎3克，白芍9克，紅花、陳皮各5克，砂仁2克，香附6克，水煎空腹服。

農婦楊氏，因懷抱抑鬱，漸漸飲食俱減，少腹結塊如懷子狀，按之痛不可忍。伴見身熱，腹內發燒，小便赤澀，診得脈弦數。肝氣佛逆，致少腹成有形之塊；木中有火，故一身內外發燒。擬以加味失笑散，解鬱清熱而通利氣血，俾鬱解熱清而氣血通利，即所謂通則不痛。

加味失笑散

蒲黃、五靈脂各9克，元胡、焦梔、赤茯苓、烏藥、吳茱萸、澤瀉各6克，枳殼、木通、黃芩各5克，川楝子12克，廣木香3克，水煎空腹服。

一婦臍之四周有塊硬如石，按之跳動，有時疼痛，致月經不調，此即繞臍寒疝。以加味四物湯主之。

加味四物湯

熟地、當歸各9克，川芎、小茴、元胡各5克，酒白芍、烏藥、沒藥、吳茱萸（鹽炒）各6克，三棱、莪朮各2克，官桂3克，甲炒薑1.5克引，水煎空腹服。

一婦經行腹痛，一月兩次而多，以膠艾四物湯主之。

膠艾四物湯

熟地、當歸、白芍各9克，川芎2克，沒藥、元胡、貢膠各6克，薑炭、官桂、炙甘草、酒芩各3克，小茴（炒）、艾葉（炒）各5克，水煎服。

一婦經行無定期，來時甚多，且伴頭目昏痛，腹內發燒，唾痰，背重痛等症。此因衝任虛損，經水過多，致陰虛生內熱，熱則生痰，壅於胸膈則頭目為之昏痛。背為胸之府，故牽引重痛。

方用加味膠艾四物合二陳湯癒。

加味膠艾四物合二陳湯

當歸15克，川芎、炙甘草各3克，熟地、白芍、半夏各9克，陳皮、炒艾葉、酒芩、藁本、黑芥穗各5克，雲茯苓、白芷、貢膠各6克，水煎服。

一婦經行腹痛而澀少，治以加味桃靈湯一劑癒。

加味桃靈湯

當歸15克，川芎、赤芍、沒藥、元胡、五靈脂、桃仁（泥）各6克，香附5克，酒芩3克，水煎服。

張姓之妻，年二十歲，經水四五天一行。色黑有塊，少腹疼痛，大便燥結，不思飲食，一身發燒，脈弦數。揣摩其原因，非特肝氣不舒，脾胃氣滯，而且血室瘀熱。

方用加減當歸散，解肝癒，快脾胃，清血室之瘀熱，使肝氣舒而藏血，脾氣暢而統血，則血室之瘀熱自消。治法得宜，一劑諸病悉除。

加減當歸散

當歸、桃仁（泥）、川厚朴、焦山楂、炙鱉甲各9克，川芎、青皮、陳皮、檳榔、枳殼、澤瀉各5克，廣木香、酒軍各3克，炒薑1.5克，赤芍6克，水煎服。

一婦經行十餘日不止，然色和。此衝脈虛，虛則不司約束故也。予以膠艾四物湯加止澀引血歸經之品，一劑而安。

加味膠艾四物湯

熟地15克，當歸、山萸肉、白芍、側柏葉各9克，炙甘草、川芎、薑炭各3克，貢膠、炒杜仲、黑芥穗各6克，炒艾葉5克，水煎空腹服。

一婦山居，吃水困難。經初回，冒雨挈[①]水十數桶，即覺少腹疼痛，有時有塊突起，其痛難忍，二便時更甚，綿延一月，愈發愈劇。來診，六脈中兩尺沉緊而數。知經初回，冒雨勞動過度，被風之乘，寒之襲，有傷衝任二脈及大小腸。氣滯血滯，故少腹結痛，若不急治，恐變生腸癰等證。

宜服加味大黃牡丹皮湯，一劑痛減大半，續服少腹逐瘀湯一劑癒。

加味大黃牡丹皮湯

川大黃、丹皮、赤芍、沒藥、元胡、桃仁（泥）各6克，白芥子、芒硝、木通各5克，歸尾9克，水煎服。

少腹逐瘀湯

當歸、蒲黃各9克，白芍、沒藥、元胡、吳茱萸、五靈脂、烏藥各6克，川芎、小茴、枳殼各5克，桂心、廣木香各3克，水煎空腹服。

一婦鼻衄六七年，然衄血不多，每天鼻孔中滴血數點，或一二十點不等。近二年又加四肢麻木，一身惡寒，手足厥逆、抽搐等症，遇變天及寒冷更甚。大便乾燥，口乾渴，脈細。

因衄之既久，血不榮筋，變見厥陰風木為病。擬以當歸四逆湯加減，養血通脈。四劑諸病悉除，惟大便略有乾燥。將息幾天，服潤燥之劑而安。

加減當歸四逆湯

當歸9克，炙甘草3克，桂枝、白芍、沒藥、防己各6克，細辛、川芎、木瓜、川牛膝、木通各5克，生薑3片引，水煎空腹服。

一婦二十四歲，患大便糞後下血，致經水不調，困憊異常，脈微細。糞後下血為遠血，治宜加味黃土湯，數劑而安。

加味黃土湯

白朮、炒生地、貢膠、炒地榆、白芍、樗根白皮（蜜炙）各9克，黃芩、甘草、附子、黑芥穗各6克，灶心黃土一大塊引。

一婦三十餘歲，經水或來或斷，兼咳嗽唾痰，腹痛不思飲食，六脈微弱。因氣血俱虛，脾濕生痰，治以加味十補湯。

加味十補湯

黨參、雲茯苓、白芍、陳皮、法半夏、神麴各5克，白朮、熟地、當歸、生黃蓍各6克，炙甘草1.5克，砂仁2克，川芎、桂心各3克，生薑3片引。

水煎服二劑而安。又依前方加數倍，煉蜜為丸，如彈子大，每服一丸，早晚空腹開水送下，為善後之策。

一婦二十八歲，少腹偏左宿有瘕塊，不時疼痛，經水兩月不至。痛劇時，其塊突然高起，人以為胎，服保胎藥，續得腹內發燒，大小便不利，尺脈沉緊。先投通瘀煎加味不效，繼以少腹逐瘀湯加烏藥 5 克，連服數劑，其塊漸小而經行矣。惟腹痛不減，繼服膠艾四物湯加味，二劑而癒。

加味少腹逐瘀湯

歸尾 15 克，川芎、烏藥、小茴香各 5 克，赤芍、元胡、沒藥、五靈脂（炒）各 6 克，炒薑 2 克，蒲黃 9 克，水煎空腹服。

膠艾四物湯加味

熟地、當歸各 9 克，川芎、炒艾葉、黑芥穗各 4 克，白芍、貢膠各 6 克，炙甘草 3 克，薑炭 3 克，水煎服。

一婦二十二歲，經水甚少，色不和，少腹微痛。予以加味四物湯二劑，經多而色和矣。

加味四物湯

當歸 15 克，炒生地 9 克，川芎、赤芍、香附、丹參各 6 克，桂心、小茴各 3 克，枳殼 5 克，炒薑 2 克引，水煎服。

經前大便下血，名為「錯經」。凡婦人經水將來之際，各經之血應之，其時若有驚恐，驚則氣亂而傷心，恐則氣陷而傷腎。心氣傷則脾失所養，而不能統血；腎氣傷則肝失所養，而不能藏血。夫氣者，血之帥也，氣治則血治，氣亂則血亂。亂則不走經道而流入大腸，直趨下出，此錯經妄行之所由來也。

曾治一農婦大便下血，以分別五苓散一劑癒。

分別五苓散

白朮、雲茯苓、當歸各6克，豬苓、澤瀉、川芎各4克，炒地榆3克，水煎空腹溫服。

方中白朮補脾和中，二苓淡滲利竅，能通心氣於腎。當歸甘溫和血，入心肝脾，為血之氣藥，合川芎能下行血海。地榆性沉而澀，有斷下之力。澤瀉導之入腎，使心腎相交。水火既濟，肝脾皆得其養，則氣有所主，血有所歸，自無錯經妄行之弊矣。此方臨床使用，加減變通，每每得心應手。

一婦二十六歲，白帶甚多，經行色黑而澀少，少腹作痛，脈沉，尺中緊。此衝任虛寒，氣滯血凝，故帶多而經少。以加味少腹逐瘀湯，溫暖下元，去瘀生新。一劑而帶下止，經水正常矣。

加味少腹逐瘀湯

當歸、蒲黃各9克，川芎、吳茱萸、小茴各4克，赤芍、沒藥、香附、元胡、丹參、五靈脂各6克，官桂3克，炒薑2克為引，水煎空腹服。

一婦二十四歲，經行食生冷之物，即患腹痛，一月經行兩三次，白帶甚多，予以止帶四物湯，數劑而癒。

止帶四物湯

熟地15克，川芎、防風各4克，白芍、當歸、白朮、炒芡實、菟絲子各9克，山藥、破故紙（炒）各6克，薑炭3

克，水煎空腹服。

一婦三十歲，經行澀少而腹痛口乾，白帶甚多，治宜健脾調經。方用加味平胃四物湯二劑，帶除經多而癒。

平胃四物湯加味

炒生地 9 克，當歸 15 克，川芎、白芍、蒼朮、陳皮、川厚朴各 6 克，香附 4 克，桂心、炙甘草各 3 克，水煎空腹服。

一婦肚腹疼痛，綿綿不休，經水愆期[②]，此氣滯寒滯，予以加減十香丸而安。

加減十香丸改湯

陳皮、香附、澤瀉、吳茱萸、烏藥、川芎各 5 克，茄楠沉、廣木香、桂心、皂角子（炒）各 3 克，炒薑 2 克，荔枝核（煨）、白芍各 6 克，當歸 9 克，水煎服。

一婦經行不止，少腹時痛，精神睏倦，口乾不思飲食，脈沉遲。此雖說衝任不固，總由脾虛不能攝血而然。擬以加味歸脾湯，數劑而癒。

加味歸脾湯

炙黃耆、當歸、白芍、白朮、元肉、麥冬各 6 克，黨參、茯神、廣木香、炒地榆各 3 克，遠志 2 克，炒棗仁、炒艾葉、黑芥穗各 5 克，炙甘草 2 克，生薑 3 片引。

一室女十八歲，先天稟薄，情志欠舒，從未行經。

近來咳嗽唾痰，飲食乏味，神疲體困，下午氣短，晚間喉中有痰聲，咳嗽更劇，六脈沉微。以加味桂苓朮甘湯主之。

加味桂苓朮甘湯

白朮、杏仁、桂枝各6克，雲茯苓9克，半夏12克，甘草、枳實各5克，生薑5片引，水煎服。

一婦手足心時時發燒，煩躁不寐，面目浮腫，頻頻汗出，日晡③及夜間更甚，此清陽不得上行故也。予以升陽散火湯，二劑安。

升陽散火湯

柴胡6克，白芍、葛根各5克，炙甘草、生甘草各1.5克，防風、酒黃連、升麻各2克，羌活、獨活、黨參各3克，生薑3片、棗2枚引。

一婦二十九歲，經後食冷物，致經斷絕八九個月。白帶盛，小腹痛脹，食不欲進。因食寒涼，致傷脾胃及衝任。予以加減八珍湯，調脾胃，和氣血，通衝任，二劑經行帶止。

加減八珍湯合平胃散

白朮（炒）、當歸、蓮子、炒芡實各9克，雲茯苓、白芍、山藥各6克，炙甘草2克，蒼朮、川芎、草果仁（煨）、川厚朴各5克，肉桂2克，白果（碎）7枚、薑炭2克，水煎服。

一少婦二十一歲，因濕盛脾衰，胞中虛寒，寒濕相將，不化經而化帶。故帶下不止，經水不行兩月，胃口滿悶，腰腹窘迫。宜健脾燥濕，溫暖胞胎，俾脾健胞暖，則腰臍之氣利，帶自止而經自調矣。方用加味艾附暖宮丸改湯劑。

加味艾附暖宮湯

熟地、當歸、白朮各9克，川芎、炒芡實、小茴香（炒）各4克，白芍、香附、元胡、炒杜仲、雲苓各6克，薑炭、桂心各3克，炙甘草2克。

水煎空腹服兩劑後，經行，諸病十去八九，惟腹痛不減，又服加味四物湯而安。

加味四物湯

熟地、當歸、桃仁（泥）各9克，川芎5克，白芍、香附、元胡、沒藥各6克，炒薑、桂心各3克，水煎空腹服。

經曰：「任脈為病，男子內結，七疝，女子帶下瘕聚。」帶下瘕聚，即女子之疝也。二旬少婦劉某，經閉二年餘。來診，見其肌肉雖然消瘦，而顏色不甚憔悴，皮膚亦不甲錯，氣息行動頗自然。據云：「微有寒熱，亦不咳嗽，惟覺少腹不快，胃口慢疼，不想進食，兼有白帶，一身痿軟。」脈關沉尺中小急，知有胃病，又有瘕疝，治宜先理脾胃，後治其瘕，服平胃散數劑胃和，飲食增加，白帶亦減少。繼投加減少腹逐瘀湯，連服數劑，小腹亦覺爽快，白帶大減而飲食倍增，後經水亦按月而至。由此觀之，婦人經閉，不可驟以血枯施治，用一派攻破消耗之品，非徒無益，而又害之。

一婦經行十餘天不止，量甚多，疲憊不堪，脈微弱。予以加味聖癒湯二劑安。

加味聖癒湯

熟地、當歸、生黄蓍、黨參各9克，川芎2克，白芍、黑芥穗各6克，薑炭3克，血餘灰一撮引。

如服後不止者，加蜜炙樗根白皮9克，側柏葉9克，貢膠6克，素多寒者去白芍。

【註】

① 挈——用手提也。

② 愆期——即錯過。

③ 日晡——午後三至五時。

崩漏門

女子非行經期間，忽然大量出血，或持續出血者稱為「崩漏」。「崩」與「漏」有所區別。來勢猛，血流如注，酷似山崩者為「崩」；來勢緩，血量少，器漏淋漓不斷者為「漏」。其病機，雖說衝任為病，主要是中氣虛不能統血之故，為婦科中一門比較嚴重的病症。故列數案，以供參考。

一婦四十四歲，漏下不止，四個月，氣短神倦，形容消瘦，口乾舌燥，怔忡不寐，六脈微弱。詢之，因有抑鬱，漸生此病。知為憂思傷脾，以加味歸脾湯主之。

加味歸脾湯

黨參、白朮、白芍、當歸、炒棗仁、元肉、黑芥穗各6克，茯神5克，遠志3克，炙黃蓍9克，炙甘草、炒地榆、酒黃連各2克，大薊一把引。

年老經斷復來，咎之陰精虧損，肝脾不能統藏。一五十老嫗，經斷數年，偶因食肉及生冷之物忽然又行。倏而黃帶，倏而清水暴下，腹痛食減，面色蒼白。緣飲食不慎，致傷脾胃及衝任，以加味補中益氣湯一劑知，二劑癒。

加味補中益氣湯

生黃蓍15克，炙甘草、升麻、柴胡各2克，當歸、黨參、補骨脂、阿膠珠各6克，白朮9克，薑炭、陳皮各3克，生薑3片、棗2枚引，或加酒白芍9克亦可，水煎服。

曾治一少婦，新產後七天，忽然血崩不止，大汗如雨，一身冰冷，目瞑人事不省，奄奄一線氣息。六脈尺中如有似無，危在眉睫。即煎潞參60克，服後1小時，其崩依然，不可為矣。欲辭歸，病家哀求，再賜一方，雖死無憾。因熱腸所迫，又以真高麗參12克研為細末，開水沖之，用羹匙頻頻灌下，以為聊盡人事而已。不料頓飯時辰，汗止脈復，四體溫和甦醒。先哲云：「人參能回元陽於無何有之鄉，有起死回生之力」，信不虛也。

凡治婦人血崩，用舉元煎大劑，或加汗三七9克為末，沖藥中服即止。如不止用真高麗參15克，服之立效。余於此法，所治婦女血崩全活甚多。

加味舉元煎

生黃蓍30克或90克，黨參15克或30克，當歸、白朮各9克，炙甘草、升麻各3克，水煎服。

一婦經水適來適斷，一月餘不止，頭痛而暈，入夜則劇，脈寸盛尺弱。以加味膠艾四物湯二劑安。

加味膠艾四物湯

熟地、當歸各12克，川芎、炙甘草、薑炭各3克，炒白芍9克，炒艾葉、白芷各5克，貢膠、黑芥穗各6克，水煎空腹服。

一婦經漏不止，六脈微弱，手足心時時發燒，以加味舉元煎兩劑癒。

加味舉元煎

黨參、炒白芍各15克，生黃蓍21克，炙甘草5克，白朮、大薊、樗根白皮（蜜炙）、烏梅各9克，升麻3克，水煎服。

一婦漏下，糾纏數月不休，一身浮腫，更醫數人無效。邇來[1]日漸淋漓，變為帶證，所下之物，紅黃相參，穢氣盛甚，陰戶不閉，六脈微細如絲，枯瘁肉脫，面黧髮捲，自謂待斃。予以大薊湯，五六劑漏止脈復，諸恙悉除。

獨大薊湯

大薊連根切碎，每劑用 60 克或 90 克，水煎空腹服，每日 2 次。

【按】此藥甘溫，行中有補，兼能收脫。此婦所以能化險為夷，全賴此藥之殊功，大薊之奇效可見一斑。

【註】

① 邇來——近來的意思。

◈ 帶下門

帶證有五，曰「白、黃、赤、青、黑」，為婦科常見疾病，俗有十女九帶之說，其為病，因勞傷衝任所致。何況帶脈與衝任緊密攸關，故經云：「帶司約束，任主胞胎。」如帶脈失約，任脈不固，濕液下流，遂成帶下。此病總由濕盛脾衰，肝鬱氣弱所致。

治宜審證察色，圓機活法，從補、從瀉、從溫、從寒、從燥，隨其病而施治則得矣。

一婦赤白帶下，小腹微痛，經久不癒，惟飲食二便正常。予以膠艾四物合平胃散加味。

膠艾四物合平胃散加味

蒼朮、川朴、陳皮、當歸、貢膠、黑芥穗各 6 克，炙甘草、薑炭、地榆各3克，酒白芍12克，川芎2克，熟地9克，炒艾葉5克，蜜炙樗根白皮9克引，水煎空腹服。

黑帶治療經驗方

酒生地12克，當歸、酒白芍、熟地各15克，川芎、酒黃柏、地榆各3克，貢膠、黑芥穗各4克，酒黃連2克，水煎空腹服。

火衰者去黃連。此方用治赤帶及經水過多十餘天不止屢效。

一婦經閉年餘，精神尚好，惟覺帶下腰腹痠痛，尺脈無力，知肝腎虛寒而然。以八味湯而癒。

八味湯

熟地15克，山藥、山萸肉各8克，雲茯苓、丹皮、澤瀉各6克，肉桂、附子、薑炭各3克，水煎空腹服。

一婦宿有脾胃病，肚腹脹大滿悶，致經事不和，帶下不止，春夏劇而秋冬輕。以春夏陽氣在上，陰潛於下故劇；秋冬陰氣在上，陽潛於下故輕。所以然者，人身一小天地，病隨氣候變遷，此乃胃陽不振之故耳。何則脾胃一陰一陽、一臟一腑，互相表裡，專主中央，寄於四季，為生人之後天。今胃陽偏虛，脾陰用事，無怪乎春夏劇而秋冬輕。宜健胃理脾，方用香砂枳朮湯尋瘳。

加味香砂枳朮湯

炒白朮、雲茯苓、製川朴、蒼朮各6克，陳皮、檳榔、大腹皮、枳實（炒）、川椒（炒）、吳茱萸各5克，砂仁、廣木香、桂枝、炒薑各2克，焦山楂9克，水煎服。

一婦赤白帶下，腰腹痠痛，頭痛，脈微弱，以加減八珍湯主之。

加減八珍湯

當歸、白朮、蓮子、巴戟（鹽水浸）、炒芡實各9克，川芎、炒艾葉各4克，雲茯苓、山藥、炒杜仲、白芍、白芷各6克，炙甘草2克，桂心、薑炭、薑前子（酒炒）各3克，水煎服。

一婦帶下不止，肚腹疼痛，飲食不思，六脈無力。治宜健脾，和衝任之品，四劑癒。

經驗方（健脾和沖湯）

白朮15克，雲茯苓、山藥、蓮子、當歸、炒芡實、炒艾葉各9克，炒扁豆6克，白果（碎）6枚、砂仁2克，防風4克，水煎服。

一婦嗜食生冷瓜果之類，少腹結痛，白帶量多，精神欠佳，脈微細。以桂附八味湯，兩劑癒。

桂附八味湯

熟地12克，山藥、山萸肉各6克，丹皮、雲茯苓、澤瀉各4克，附子、肉桂各2克，或加炒薑3克亦妙，水煎服。

一少婦二十歲，帶多腹痛，飲食少進，治以附子理中湯加減。六脈無力者宜之。

加減附子理中湯

當歸15克，白朮21克，附子、肉桂、炙甘草各4克，薑炭6克，紅棗4枚、紅糖60克為引。

服時，紅糖碗內另調，頭煎調30克，二煎調30克，2劑病退而安。

一室女十八歲，帶盛痰多，以增損八珍湯健脾除濕而安。

增損八珍湯

白朮、當歸、半夏、炒芡實各9克，雲茯苓、山藥、白芍各6克，川芎、陳皮、防風各4克，炙甘草2克，肉桂2克，薑炭3克，水煎服。

職工李某之婦，年四十，赤白帶下，身倦懶言，日夜痛苦，不能安睡，脈寸盛尺弱。此帶下兼痺，擬以四物湯合二妙散，兼一派祛風定痛之品，三劑而癒。

四物合二妙散加味

熟地、當歸各15克，蒼朮、酒黃柏、白芍、川芎、沒藥、炒杜仲各6克，羌活、獨活、防風、秦艽各4克，水煎空腹服。

一婦二十六歲，肚腹滿痛，乾嘔而心悸，帶下綿綿，脈關滑尺無力。予以加味真武湯，健脾和胃，散寒利水，兩劑癒。

加味真武湯

白朮、雲茯苓、製半夏、白芍各9克，枳實6克，肉桂3克，澤瀉、附子各5克，生薑12克，水煎空腹服。

一婦懷抱抑鬱，日晡潮熱，致帶下淋淋，食慾不振，形容消瘦，脈弦數。此乃肝鬱氣熱，濕盛脾衰，以加味逍遙散二劑止。逾月再診，已懷孕矣。

加味逍遙散

柴胡、白芍、雲茯苓、丹皮各6克，炙甘草2克，當歸9克，川厚朴、陳皮、焦梔、防風、神麴、川芎各5克，白朮8克，酒黃芩3克，煨薑3片、薄荷少許為引，水煎服。

一婦三十歲，帶多而四肢浮腫，面白腹痛，六脈無力，治以八味湯而癒。

八味地黃湯

熟地12克，山藥、山萸肉各6克，丹皮、雲茯苓、澤瀉各5克，附子、肉桂、薑炭各3克。

如頭痛加細辛3克，白菊花6克。

一婦白帶下，腹痛、頭痛、唾痰，以加味平胃二陳湯予之。

加味平胃二陳湯

蒼朮、白朮、陳皮、川厚朴、白芷、雲茯苓、川芎、白芍各6克，薑炭、炙甘草、桂心各3克，當歸15克，藁本5克，半夏9克，水煎服。

一婦黃白帶並下，經行色淡，先後無定期，一身四肢疼痛，飲食乏味，口乾渴。此濕勝於內，風淫於外。以加味四物二妙湯而癒。

加味四物二妙湯

熟地、當歸、青蒿各9克，酒白芍、沒藥、蒼朮、防己、酒黃柏各6克，川芎、羌活、秦艽、防風各5克，桂枝3克，蒼耳子12枚引。

一婦二十三歲，帶下不止又兼小便淋痛，予以加味萆薢分清飲合五苓湯兩劑癒。

加味萆薢分清飲合五苓湯

川萆薢、赤茯苓各9克，烏藥、益智仁、竹葉、石菖蒲、生甘草各3克，茵陳5克，當歸、白芍、焦梔各6克，燈芯、食鹽引，水煎服。

靳姓小女年方十七，體質素薄，又患帶證，食減腹痛，厭倦異常。以健脾利濕通衝任之品，兩劑而癒。

經驗方（健脾和沖湯）

炒白朮15克，雲茯苓、炒山藥、炒扁豆、炒芡實、生蓮子各9克，白果（碎）7枚、肉桂2克，建麴6克，薑炭3克，水煎服。

一少婦白帶為患，每逢經期腹痛，時時燒心，吞吐酸水，六脈寸盛尺弱，以八味地黃湯主之。

八味地黃湯

熟地12克，山藥、山萸肉各6克，雲茯苓、澤瀉、丹皮各5克，附子、肉桂各3克。

兩劑帶減，吞吐酸水燒心少減，又以左金丸加味，服一劑吞吐酸水燒心頓止。

加味左金丸湯

吳茱萸、雲茯苓各9克，酒黃連3克，澤瀉2克，水煎空腹服。

◈腸　覃

經云：「腸覃如何？寒氣客於腸外，與衛氣相搏，氣不得榮。因有所繫，癖而內著，惡氣乃起，息肉乃生，稍以益一大，至其成，如懷子之狀。按之則堅，推之則移，月事以時下。」

邪客腸外，為氣病，治以厚朴湯，隨證加減。每見今之西醫，治婦人腹中有物，終年累月不瘳，剖腹取出肉瘤，重十數斤者，此非息肉乎？雖治法與中醫不同，然堅者削之之義一也。與經旨合，可謂窺透病之底蘊矣。

一婦三十二歲，少腹有塊，漸漸長大如覆盆狀。按之堅硬，少腹重墜，然無其他病證，月事以時下，是腸覃無疑。以加減厚朴湯予之。

加減厚朴湯

檳榔、青皮、陳皮、枳殼各5克，廣木香、三棱、莪朮各3克，烏藥、澤瀉、川厚朴各6克，炒薑2克。

水煎服1劑後，覺少腹稍寬。次診依照前湯加香附5克，官桂3克，連服2劑，少腹軟小，經血微下，重墜亦減，最後又按前方加減予之。

川厚朴、沒藥、元胡、澤瀉各6克，檳榔、川芎、香附、枳殼各5克，當歸、焦山楂各9克，廣木香、三棱、莪朮、官桂各3克，炒薑2克引。

水煎連服兩劑，經行塊消。據云，患此病一年有餘，共服藥五劑而癒。

熱入血室

患者四十歲，素有胃病，形單質薄。因偶感風寒，不節飲食，胃脘作痛。日久痛及左肋及季脅下，飲食俱減，往來寒熱，關脈弦緊而實大。以柴胡疏肝散加活血行氣消食退熱之品，一劑病勢稍減。但每當飯後，左肋下仍疼，發燒不止，夜則更劇。詢其病原，婦云：「得病時正值經行將回之際。」因思經水將回之際，忽感風寒邪熱乘虛入於血室，並聚於肝膽二經，故左肋及季脅下如有物作痛，蒸蒸而熱。

然此病雖屬熱入血室，治法與尋常不同，非峻劑攻之不可。何則，胃為水穀之海，今胃中有停食，不能接受水穀，又兼木邪乘土，土木之氣相搏，其痛乃作，飯後疼痛，勢所必然。

以桃仁承氣飲子行瘀疏邪，滌盪胃中停食，可謂一擊兩中者也。一劑痛止熱止而癒。

桃仁承氣飲子

酒軍、歸尾各9克，芒硝、蘇木各6克，炙甘草、桂枝、柴胡、川芎、紅花、枳殼、青皮各5克，桃仁（泥）8克，水煎服。

妊娠門

婦人懷妊，以養血安胎為主，病傷寒，按海藏諸六合湯治之。或有他病，按四物湯加減，庶不有誤。禁汗吐下及犯胎之藥。間有不得已而用之者，乃藥病相當，經所謂「有故無殞亦無殞也」。

一婦妊娠三月，偶感風寒，咳嗽吐痰，惡寒無汗，脈見無力，以加味理陰煎主之。

加味理陰煎

熟地15克，當歸9克，炙甘草、麻黃、黨參各3克，杏仁、炙冬花各6克，乾薑、遼細辛各2克，橘皮5克，水煎服。

一婦二十餘，妊娠三月，因勞動過度，觸動胎氣，小腹疼痛下血。以膠艾四物湯加味，兩劑而癒。

加味膠艾四物湯

生地炭、白芍各12克，當歸9克，川芎、地榆（炒）、炙甘草各 3 克，艾葉（炒）、黑芥穗、貢膠、黨參、白朮各 6 克，水煎服。

一婦素有大便下血病，今孕七月，下血更甚，一身悉腫，精神睏倦。予以加味生熟三黃湯兩劑，其血頓止，而浮腫依然，又感大便燥結腹脹，予以加減濟川煎而安。

加味生熟三黃湯

熟地、生地、炒槐花各 9 克，酒黃連、黃芩、黃柏、黨參、炒地榆各 3 克，白朮、蒼朮、歸身、陳皮各 5 克，防風、甘草、澤瀉各 2 克，烏梅 2 枚、蜜炙樗根白皮 9 克引。

此方治男女血箭痔更妙。

加減濟川煎

當歸 15 克，肉蓯蓉、雲苓皮各 9 克，枳殼 3 克，澤瀉 5 克，大腹皮 6 克，火麻仁 12 克，水煎空腹服。

農婦李某，前胎半產，此番重身五月，又覺肚腹疼痛，聽醫言食魚鰾半斤補之。十月滿，有時腹痛下墜似要產，及至十一個月，仍是如此，而不分娩。其男人來問，詢之，言及以上等情。

此乃因服食魚鰾過多，黏性太大，因而欲產不產。予以佛手散加大川芎兩劑，服後前陰下黃物，一塊一塊黏褲襠，類似膠鰾。囑再服兩劑，又下黃物如前，但腹痛未減，續服一劑半即產，母子平安。所謂胎猶舟，血猶水，水動則舟行。此催生第一良方。

佛手散

當歸30克，川芎21克，水煎空腹溫服。

一婦妊娠八月，偶患淋病，小便如脂膏，溺時痛楚不可忍，脈寸微而尺盛。予以補中益氣湯合萆薢分清飲，升提中氣，分別清濁，一劑癒。

補中益氣合萆薢分清飲

黨參、白朮、當歸、白芍、雲茯苓各6克，川萆薢、生黃蓍各9克，烏藥、益智仁各5克，石菖蒲、甘草、陳皮各3克，升麻，柴胡各2克，生薑3片引，水煎服。

一孕婦肚腹疼痛，時時怯寒，脈浮緊。此乃外感風寒，內傷生冷，以加味平胃合桂枝湯而癒。

加味平胃合桂枝湯

蒼朮、川厚朴、川芎、陳皮、桂枝各5克，當歸9克，白芍、吳茱萸各6克，炙甘草、公丁香各3克，廣木香3克，生薑、紅棗為引，水煎空腹服。

一婦妊娠三月，偶患感冒，一身悉痛，惡寒身熱，脈浮數。治宜荊芥防風四物湯，一劑癒。

荊防四物湯

酒生地、當歸各9克，川芎、荊芥、防風、柴胡、羌活各5克，白芍6克，生甘草3克，水煎服。

一孕婦貪食冷物，致小腹疼痛難忍，脈緊。以加味當歸芍藥湯一劑癒。

加味當歸芍藥湯

當歸、白朮、烏藥、吳茱萸各6克，川芎、雲茯苓各5克，白芍、澤瀉各9克，炙甘草、廣木香各3克，生薑3片引。

一婦子懸肋痛，以紫蘇和氣飲一劑癒。

紫蘇和氣飲

當歸9克，川芎、蘇葉、青皮、陳皮、枳殼、大腹皮各4克，白芍6克，黨參、香附各3克，炙甘草、砂仁各2克，生薑3片引，水煎空腹服。

一婦重身四月，患頭、牙、喉盡痛，唇乾舌燥，少腹有時微痛下重，脈寸關洪尺弱。此乃陽明有餘，少陰不足，水虧火旺。以加減玉女煎一劑安。

加減玉女煎

熟地、生石膏各15克，麥冬9克，澤瀉、知母各4克，水煎服。

一婦懷孕八月，偶感風寒咳嗽、短氣而喘、惡寒，晚上更劇，脈浮緊。此風寒外束皮毛，肺氣不得宣通而然。予以增損參蘇理肺飲一劑癒。

增損參蘇理肺飲

桔梗、杏仁、紫蘇、陳皮、赤茯苓、白芍各4克，黨參、麻黃、炙甘草各2克，當歸6克，川芎、前胡各3克，生薑3片引，水煎空腹服。

一婦重身八月，咳嗽氣短痰多，晝夜依枕而坐，食少惡寒，小便不禁，如此月餘。以理陰煎加味二劑而安。此方真陰不足，脈見無力者宜之。

加味理陰煎

熟地15克，當歸、半夏各9克，炙甘草、黨參各3克，乾薑、麻黃各2克，雲茯苓6克，水煎空腹服。

一婦妊娠，忽然點滴不下，困憊異常。以當歸貝母苦參湯服之而癒。

當歸貝母苦參湯

當歸、貝母、苦參各9克，水煎空腹服。

曾治婦人妊娠遺尿不禁，即河間所謂熱甚廷孔鬱結，神無所依，不能收禁之意也。以千金白薇散主之，屢驗。

千金白薇散

白薇、白芍等份，共為細末，每服6克，溫酒空腹送下。此方治產後遺尿甚好。

妊娠嘔逆不止，以乾薑人參半夏湯主之。

乾薑人參半夏湯

乾薑、黨參各3克，半夏9克。

查外無表證，服之百發百中。

一婦三十餘，患小產七月之胎四次。質虧半產多胎，氣隨血脫，難以收禁也。今孕已六個月，又感不虞，腹中隱痛，有時漏血點滴，形倦乏力，六脈微弱。因氣血俱虛，治以增損膠艾四物湯。

增損膠艾四物湯

熟地 18 克，當歸 12 克，山藥、白朮各 9 克，川芎、炙甘草各 3 克，貢膠、炒杜仲、續斷、枸杞各 6 克，炒艾葉、黑芥穗各 5 克。

兩劑後，再服泰山磐石丸，身體健康，精神倍增，十月滿分娩，子母平安。

泰山磐石丸

炒山藥、炒杜仲、續斷各 60 克。

共為細末，蜜丸如梧桐子大，每服五十丸，早晚空腹開水送下。

一孕婦小腹時時下墜，六脈無力，緣氣虛，以增損舉元煎主之。

增損舉元煎

黨參 9 克，生黃蓍、白朮、白芍各 15 克，陳皮 5 克，升麻 3 克。

水煎空腹連服兩劑，病去大半。又覺腹內痲煩不安，因升提收斂太過，改服紫蘇飲兩劑而安。

紫蘇飲

當歸 9 克，川芎、陳皮、蘇葉、大腹皮各 5 克，白芍 6 克，黨參 3 克，炙甘草 2 克，生薑 3 片引，水煎服。

女職工趙某，素性急躁。妊娠兩月，覺胸膈滿悶，食道如有梗填塞，欲嘔不出，欲食不下，強咽則隔於胸中，懊憹[①]不已。大便五六日一行，每便努掙，痛劇難耐。脈象寸關強硬，尺中若無。緣胃蓄寒飲，挾沖氣而上逆，氣有升無降。

予以小半夏加味，逐飲降逆。一劑後，脈象寸中似弱，尺中也見，胸次稍寬，水飯稍能下嚥。於前方減去赭石 12 克，再服一劑。三診，脈象陰陽調和，食道中毫無障礙，食慾亦振而癒矣。

小半夏加味

半夏 15 克，雲茯苓、生薑、遼沙參各 9 克，生赭石（炒）30 克，枳殼、澤瀉各 4 克，水煎服。

一婦孕七月之胎，因勞累腰困下血，著男人來問一補救之方。余教她先服艾葉雞子湯一碗，接服余製菟絲固胎煎一劑，血止大半，兩劑腰腹痠痛頓止，血亦收。囑再服兩劑，以善其後。

艾葉雞子湯

用艾葉一把煎湯，沖雞蛋二枚服。

經驗方（菟絲固胎煎）

炒杜仲、白芍各 9 克，川續斷、黑芥穗、貢膠各 6 克，生山藥、菟絲子、熟地各 15 克，炙甘草 3 克，艾葉 4 克。

孕婦或閃仆，或負重，致腰腹痠痛，欲小產者均可服。如未見血者，去黑芥穗、艾葉，如氣虛者加黨參、白朮隨宜。

一婦感冒咳嗽，牽動胎氣不安。予以加減四物合二陳湯。

加減四物合二陳湯

白芍、杏仁各6克，當歸9克，川芎、茯苓、橘紅皮、炙桑白皮、炙冬花、枳殼、澤瀉、前胡、桔梗各5克，細辛3克，五味子、生甘草各2克，生薑3片引，水煎服。

一婦二十五歲，因負重致少腹疼痛，胎動欲墜，白帶頻頻，脈見無力。予以右歸飲加減。

右歸飲加減

熟地12克，山藥、山萸肉、當歸、炒杜仲、枸杞子各6克，川芎、桂心各3克，炙甘草2克，巴戟（鹽水浸）、菟絲子各9克，製附子2克。

水煎服兩劑，腰腹痛十去八九，白帶依然。照原方去附子加黨參6克、白朮9克，3劑癒。如口乾渴，加黃芩4克。

曾治婦人妊娠五月，吞酸燒心，胸脅痞滿，不敢飽食，飽則短氣，呼吸大感困難，晚上不能臥，臥則氣憋異常。此肝火上干，肺胃則從木之化，故吞酸燒心，木氣橫恣，胸脅痞滿。以左金丸增損，寒熱並用，寒者正治，熱者從治，二劑癒。

增損左金丸加味

吳茱萸6克，黃連（酒炒）2克，雲茯苓、澤瀉、陳皮、川厚朴、枳殼各5克，或加砂仁2克亦可。

一婦二十餘，曾經半產一胎，此胎到五個月又見血。其夫驚慌來問，詢之無其他病。因思前胎半產，這胎又此期欲墜，必定是中氣下陷之故。予加味補中益氣湯安。

加味補中益氣湯

黨參4克，白朮、當歸、炙黃耆、貢膠各6克，升麻、柴胡、炙甘草、陳皮各2克，黑芥穗5克，生薑3片、大棗2枚為引，水煎服。

一少婦來診，言去年小產三月之胎，今斷經三月又見紅矣。腰腹不酸，惟覺下墜，治法使盡，總不見效，不知是胎是經，求你一決。

診之，脈陰搏陽別②，此經所謂有子也。因此婦出言有些天真浪漫，余笑謂曰：「恐怕沒有使盡。」即以加味補中益氣湯予之，二劑而安。方同前。

【註】

① 懊憹——內悲，失悔。

② 陰搏陽別——陰指尺脈，陽指寸脈。尺脈搏動顯著地滑於寸脈，稱陰搏陽別。多見於妊娠。

◈ 產後門

產後病臨證常見有胎衣不下，惡露不行，或淋漓不斷，或腹有塊，小便不禁，乳汁缺乏等。症狀甚多，筆難盡述。《金匱要略》又云：「新產婦人有三病，一者病痙，二者病鬱冒，三者大便難。新產血虛多汗出，喜中風，故令病痙；亡血復汗，寒多，故令鬱冒，亡津液胃燥，故大便難。」三者雖有不同，亡血傷津則一，不可不慎。

一婦新產，胎衣不下，以生化湯合失笑散主之。

失笑散合生化湯

當歸 24 克，川芎 6 克，炙甘草、炮薑各 2 克，桃仁 5 克，生蒲黃、五靈脂各 9 克，白酒 30 克引，合水煎服。

產後兩三日內胎衣不下，不必驚慌，按此方連服兩劑即下。

一婦產後大便下血，兼經漏下不止，致乳汁甚少。責之腎虛，衝任不固，不歸經而妄行。用當歸補血湯罔效，繼以膠艾四物湯加減予之，一劑，便血、經漏止，三劑乳多而安。

膠艾四物湯加減

炒槐花、側柏葉、當歸、生黃蓍各 12 克，黨參、黑芥穗、酒白芍、貢膠各 6 克，熟地 12 克，薑炭、炒地榆、炙甘草各 3 克，炒艾葉 5 克，水煎空腹服。

一婦產後經血忽來忽斷，四五個月不止，乳汁漸少。此乃中氣虛，衝任不固，血不化乳汁，行上反而行下。方用膠艾四物湯加味二劑癒。

加味膠艾四物湯

熟地、當歸、生黃耆各6克，川芎、薑炭、炙甘草各3克，酒白芍、貢膠、神麴各6克，黑芥穗、炒艾葉、木通各4克，蔥白引，或加血餘灰一撮尤妙，水煎服。

一婦新產後少腹有塊如碗大，推之則移，不時疼痛，小便不利。此惡露不盡，寒客下元，聚而成瘕。以加味生化湯一劑，小便利，塊化痛止。

加味生化湯

當歸18克，川芎、五靈脂各6克，炙甘草1克，炮薑、桂心、元胡各2克，小茴、吳茱萸、烏藥各4克。

服後間日少腹又痛，再服加味生化湯一劑癒。

加味生化湯

當歸18克，川芎6克，炙甘草、炮薑、小茴各2克，官桂、吳茱萸各3克，水煎空腹服。

一婦產後小腹疼痛，因循四五十天，其痛更甚，脈沉緊。此惡露攻痛，予以生化湯加減而安。

生化湯加減

當歸9克，川芎、官桂、烏藥、吳茱萸各4克，炙甘草1克，炒薑、廣木香各2克，元胡（酒炒）、沒藥各3克，小茴、荔枝核（煨）各6克，水煎空腹服。

一婦產後痢疾，腹痛陣作，一身酸楚，脈虛。以加減補中益氣湯主之。

加減補中益氣湯

黨參、陳皮、升麻、桂枝各3克，生黃蓍、當歸（土炒）、白朮、酒白芍各6克，炙甘草、炮薑各1克，川厚朴、神麴、川芎各5克，砂仁、廣木香各2克，水煎空腹服。

一婦產後七八日乳少口渴，服加味四物湯兩劑，乳下如湧，口渴亦去。

加味四物湯

當歸9克，川芎、木通、通草、天花粉、神麴各5克，酒白芍、熟地各3克，山甲珠2克，炙甘草1克，生黃蓍6克，麥冬（小米炒黃去米煎）7克，黃酒為引，水煎服。

一產婦因不節飲食，彌月腹痛乳少，漸漸消瘦，右關脈實大。知為飲食所傷，以平胃散合生化湯，數劑癒。

平胃散合生化湯

當歸9克，川朴、川芎、陳皮、焦山楂、神麴各5克，炙甘草、炮薑各1克，檳榔、蒼朮各3克，砂仁、桂枝、丁香各2克，生薑3片為引。

一婦產後逾月，忽然心中煩動，怔忡不寧，角弓反張，牙關緊閉，昏迷不醒，一陣一陣，往來不已，此即產後三大病症之一——發痙。其因產後氣血大虛，汗出中風。但切不可作中風治，宜調和營衛，安神定志，使氣寧神定則自安矣。方用加減歸脾湯。

加減歸脾湯

黨參、白朮、茯神、炒棗仁各6克，當歸、生黃蓍各9克，川芎、竹茹、柏子仁（去油）、丹參各5克，炙甘草2克，麥冬、遠志、酒白芍、桂枝各3克，生薑、大棗引，水煎服。

產後氣血大虛，風寒濕外邪易乘虛而入，調理不到，種種病症隨之而來。一少婦產後患腿腳疼痛而腫，足底部皮下結核如豆粒，皮色不變，行履著地，疼痛難堪，連及臂膀亦痛，以致形容憔悴。治以加味四物三妙散。

加味四物三妙散

生黃蓍9克，炒玉米15克，雲茯苓、熟地、當歸、沒藥、酒白芍、蒼朮、酒黃柏各6克，附子、生甘草、遼細辛、蒼耳子各3克，川芎、羌活、秦艽、桂枝、川牛膝各4克。

共為細末，早晚空腹開水送下9克。

一婦產後渾身瘙癢，腹內奇癢，四肢酸楚，坐臥不寧。因氣血虛弱，內而風生，又外感風寒，內外交加，故見證如此。以加味生化合桂枝湯而安。

加味生化合桂枝湯

當歸9克，川芎5克，酒白芍3克，炙甘草、炮薑各1克，羌活、防風、桂枝各2克，水煎服。

一婦二十九歲，分娩後胸腹有時微痛，食道常覺有物塞之，唾不出，嚥不下，飲食漸減，大便乾燥，以梅核氣治之無效。因思十婦九鬱，今新產後或因氣逆，或因血瘀，以致此證。擬以加減八珍湯，一劑諸病悉除。

加減八珍湯

當歸12克，川芎、肉蓯蓉各6克，酒白芍、陳皮、紫蘇、川厚朴、吳茱萸各3克，炙甘草、黨參各1克，雲茯苓、澤瀉、桃仁、大腹皮各4克，生薑引，水煎服。

一婦產後三月，晚間發熱，盜汗失眠。以加味逍遙飲補陰斂汗，養心和胃，兩劑癒。

加味逍遙飲

熟地、當歸、酒白芍、炒棗仁、生龜板、地骨皮各9克，茯神、夏枯草、半夏各5克，炙甘草、遠志、知母各3克，生薑、棗引，水煎空腹服。

一婦產後三月，乳少腹痛，頻頻唾痰，入夜眼珠逼脹。按：眼睛白珠屬陽，黑珠屬陰，晝痛屬陽，夜痛屬陰，目為肝竅，肝虛故也。以調胃藥中兼四物以益陰，乳汁多而諸恙悉除。

加味四物平胃二陳煎

蒼朮、川厚朴、川芎、陳皮、澤瀉各5克，炙甘草、公丁香各3克，當歸12克，雲茯苓、半夏、神麴、白芍各6克，夏枯草9克，乾薑3克為引。

一婦產後感冒，頭痛連腦及項下，頭面浮腫，以加味生化湯主之。

加味生化湯

當歸、生黃著各9克，川芎、白芷各6克，遼細辛、炙甘草、炮薑各2克，蔓荊子、薄荷、藁本各3克，茶清為引，水煎服。

一婦半產後感風寒，咳嗽唾痰，時時惡寒，湯水不進，形羸肉脫，六脈無力。以加味理陰煎數劑癒。

理陰煎加味

熟地9克，當歸、半夏、杏仁各6克，炙甘草、乾薑各2克，桂枝、酒白芍各5克，細辛3克，水煎服。

一婦產後大便乾結不下，糞如彈子，小腹微痛。此即產後三大病症之一，大便難是也。以加味濟川煎主之（切不可用硝黃等藥通之，致變生他證）。

加味濟川煎

當歸30克，肉蓯蓉12克，枳殼、澤瀉各5克，升麻2克，懷牛膝3克，川芎、桃仁泥各6克，香油30克引，水煎服。

曾治一婦，產後七天偶感風寒。越二三日，忽然上午發燒，身熱炙手，欲臥濕地，大渴引飲，節骨煩痛，頃刻間汗水如雨，熱退渴止，身涼脈靜，其病如失。如此數日，每天應期而發。家中人來問，余曰：「此因傷寒餘熱未盡，重感六淫之氣，變而為瘧。」純熱不寒者是陽明邪變也。予以白虎加桂枝湯一劑癒。

白虎加桂枝湯

生石膏15克，知母5克，甘草3克，桂枝6克，粳米一把，水煎於未發前2小時溫服。

下奶妙方

酒生地、當歸各9克，川芎、酒白芍、木通、山甲珠各6克，通草、神麴、桔梗各4克，生黃蓍12克。

以上十二味藥，用水一碗半煎，黃酒15毫升摻在碗內，攪匀熱服。如無黃酒，白酒15毫升合藥煎。胃熱者去神麴或加花粉6克。此方可用在產後一月以外，一月以裡斟酌之。

治產秘良方

全當歸、川芎各5克，川貝母（去心）3克，荊芥穗、黃蓍、薑厚朴、蘄艾、紅花、枳殼（麵炒）、羌活（麵炒）各2克，菟絲子4克（冬月不用），甘草1克。

以上十三味，只用十二味，不可加減。安胎去紅花，催生去蘄艾。用井水盅半，薑三片為引，熱服。渣用水一盅煎半盅熱服，如不好，再用水一盅煎半盅，服之即效，不用二劑。

此方治橫生逆產，至數日不下，一服即下。有未足月忽然胎動者，一服即安。或臨月先服一劑保獲無虞。更能治胎死腹中及小產傷胎無乳者。

臨產要方

川芎、熟地各6克，益母草9克，歸身15克，元胡索（醋炒）、香附米（醋炒）各3克，枳殼（麩炒）2克，甘草1克。

上八味水泡三大盅煎一盅，加黃酒少許，調勻溫服，渣再服效。

產後極效要方

川芎、益母草各9克，熟地6克，香附米（醋炒）、元胡索（醋炒）各3克，全當歸15克，枳殼（麩炒）、澤蘭葉各2克，生甘草1克，山楂肉4克。

共十味水泡，三大盅煎一盅，亦加上黃酒少許調勻溫服，渣再服。用好糯酒效而有力。

以上治產秘、臨產、產後三方，均錄自傅青主先生遺筆。余曾多次臨床應用，效果顯著，最妙平穩，故錄出供參考。

◈種子門

調經種玉湯，治婦人經事已準不孕，及久不受孕者，經至日服起，一天一劑，連服四劑，下月照常，守服二三個月，則能受孕，甚驗。

調經種玉湯

熟地、香附、川芎、五靈脂各5克，當歸、吳茱萸各3克，丹皮、陳皮、雲茯苓、白芍、元胡各2克，生薑3片引。

有熱加酒芩 4 克。

毓麟珠，治婦人久不受孕，氣血俱虛，經脈不調，或斷續，或帶濁，或腹痛，或腰酸，或飲食不甘，漸至瘦弱不孕，守服 500~1000 克，即可有胎。余於景岳此方，屢試屢驗，種子諸方，無以加此。

毓麟珠

熟地、當歸、鹿角霜、川椒（炒）、菟絲子各 120 克，黨參、白朮、雲茯苓、炒杜仲、白芍各 60 克，炙甘草 30 克，川芎 45 克。

共為細末，煉蜜為丸，每服 9 克，早晚空腹開水送下。氣滯者加香附 60 克，子宮寒者加肉桂、附子隨宜。

前陰諸病

一婦陰痛，病時熱氣自少腹上沖心胸，頭身大汗，其痛難忍，口乾舌燥，以四物合龍膽瀉肝湯一劑癒。

四物合龍膽瀉肝湯

生地、赤茯苓各 9 克，當歸、白芍、焦梔各 6 克，川芎、生甘草、黃芩各 3 克，柴胡、木通、龍膽草、車前子各 4 克，伏龍肝一塊為引，水煎空腹服。

一婦四十四歲，稟賦素弱，近來前陰突出一物如拳頭大，裡急後重。此即方書謂為陰挺，傅青主謂為肝痿。名稱雖異，其實一也，總由中氣下陷所致。以加減舉元煎主之。

加減舉元煎

黨參9克或15克，白朮9克，生黃蓍15克或30克，白芍（炒）15克，陳皮5克，升麻、炙甘草各3克，水煎空腹服。

一婦二十餘，產後陰戶突出一物如茶杯大，兩月不瘥。此因分娩用力太過，損傷胞絡，即方書所載頹疝，俗謂陰挺是也。無寒熱，六脈無力。予以加味舉元煎數劑癒。

加味舉元煎

黨參30克，白朮、甘枸杞、破故紙（炒），巴戟肉（鹽水浸）各15克，生黃蓍60克，五味子、當歸各9克，炙甘草、陳皮、升麻各3克，水煎空腹服。

有力之家去黨參用真高麗參6克，取效甚速。

加味八珍丸為婦女麻木筋骨疼痛妙方，亦同治男子。

加味八珍丸

黨參、白朮、雲茯苓、熟地、當歸、酒白芍、沒藥、炒杜仲各60克，炙甘草、遼細辛各30克，川芎、羌活各5克，木瓜、川牛膝各45克，桂枝24克，附子15克，南木耳（醋製去蒂）180克。

共為細末，煉蜜為丸，每服9克，早晚空腹開水送下。

婦人乳病門

一婦右乳無故紅腫，惡寒身熱，脈浮數。予以加味神效瓜蔞散，二劑癒。

加味神效瓜蔞散

瓜蔞泥（紙裹煨）30克，柴胡、川芎、蘇葉、木通、連翹、青皮各5克，白芷、二花、花粉各6克，當歸9克，生甘草、乳香、沒藥各2克，皂刺、山甲珠各3克，蒲公英9克為引，水煎空腹服。

一婦乳中結核堅硬，大如梅李，隱隱作痛，皮色不變。此由肝脾二經鬱結而成，以清肝解鬱湯主之數劑而鬱解。此方亦治男子乳中結核，加白芥子4克更好。

清肝解鬱湯

當歸、生地各6克，川芎、酒白芍、香附、柴胡各5克，貝母、半夏、陳皮、青皮、茯神、木通各3克，甘草、梔子各2克，遠志、桔梗各3克，生薑引。

一婦每逢產後，小兒吮吸三五日，乳頭腫爛不可觸，以致乳汁不通，變為乳癰，已經三次矣。今又新產，其病復發，以加味仙方活命飲二劑癒。

加味仙方活命飲

當歸9克，川芎5克，乳香、沒藥、皂刺、甘草、赤芍、升麻各1克，山甲珠、白芷、天花粉、浙貝母、陳皮、金銀花各3克，防風、柴胡各2克，白酒引，水煎空腹服。

一婦乳癰，潰爛數月，其口不斂，疼痛異常，精神萎靡，不思飲食，六脈虛弱。以加味十補湯五劑痛止，瘡口尋斂而癒。如能多服更好，無論何等瘡癰開口，多日不能收斂者，氣血虛也，服之未有不效者。

加味十補湯

黨參、白朮、白芍、雲茯苓、川芎、當歸、香附、熟地、甘草各3克，生黃耆6克，陳皮4克，肉桂2克，水煎服。

治婦人乳頭根生瘡（俗名旋乳頭瘡），用茄子花蕊，燒灰研細末，香油調搽，三五日即瘥。婦人乳子患此病者頗多，治無良法，後經一老媼相傳此方，輒效。

乳瘡經驗方

當歸9克，赤芍、花粉、連翹各4克，柴胡、生草各2克，山甲珠、酒芩、皂刺、木通各3克，土茯苓10克，白鮮皮、五加皮、苦參、二花各6克，水煎空腹服。

如疼加乳香、沒藥各3克。

第四部分

雜　證

◈ 脅肋門

曾治一人二十餘，右脅痛，痛引右臂。經透視謂為胸膜炎，胸膜肥厚，經久不癒。間有咳嗽氣短現象，脈弦，因肝氣不舒所致。

處方

當歸、片薑黃、沒藥各6克，赤芍、川芎、柴胡、枳殼、青皮各4克，生甘草、紅花各2克，桂枝1克，黃芩、山甲珠各3克，水煎食遠服。鬱甚加白芥子4克。

【按】肝脈挾胃、貫膈、布脅，兩脅屬少陽、厥陰之交界。左脅痛，宜用柴胡疏肝煎；右脅痛，宜用推氣散，有兼證，隨證加減施治。如痛引胸膈者，宜解肝煎加白芥子之類。

一人怒氣傷肝，冷食傷胃，致肚腹疼痛，有時上控胸脅，吞吐酸水，脈弦緊。此肝木盛，乘土侮金，從木之化，故酸。其脈抵小腹，絡陰器，挾胃貫膈布脅，故痛引胸脅。以左金丸加味，涼熱分消遂癒。

加味左金丸湯

吳茱萸（鹽炒）9克，酒連2克，烏藥、澤瀉、當歸、檳榔、元胡各6克，廣木香3克，枳殼、小茴各4克，葫蘆巴（炒）8克，薑2克引，水煎空腹服。

一婦與夫爭吵，往田間勞動，旋得右胸部腫痛，連及左肋，飯不下，懶勞作，脈弦緊，此因暴怒傷肝。方用加味柴胡疏肝散二劑癒。

加味柴胡疏肝散

柴胡、青皮、陳皮、赤芍、香附、蘇葉、桃仁、桔梗各4克，甲甘草、桂枝各1克，川厚朴、白芥子各6克，紅花2克，生薑引，水煎服。

一婦三十五歲，右脅及肛門內疼痛，輾轉不能，腹內似有結塊，脈弦緊。知木氣橫恣，金被木侮，肺氣鬱結，肺與大腸相表裡，魄門屬肺，以致此證。宜抑肝順氣定痛，一劑癒。

經驗方（定痛湯）

當歸9克，川芎、枳殼、澤瀉、雲茯苓、陳皮、沒藥、青皮各4克，赤芍、川厚朴各6克，桂枝、香附各3克，紅花、莪朮各2克，生薑3片引，水煎空腹服。

一人因鬱悶不樂，右肋部時時疼痛，痛有定處，致飲食精神大減。肋痛責之肝氣不舒，痛有定處，乃是氣血不暢，以加味推氣散主之。

加味推氣散

桂心、紅花各2克，當歸、山楂、鬱金各6克，赤芍、枳殼、川芎、桃仁、陳皮、桔梗各4克，炙甘草1克，香附3克，生薑3片引。

職工李某，傷寒後未復元，不節飲食，不憚勞動，致胸肋時時刺痛，一身微腫，發熱唾痰。纏綿日久，肌瘦骨立，脈弦數，關稍滑。以景岳解肝煎加味一劑，胸脅痛止，諸病除。

加味解肝煎

陳皮、青皮、白芍、川厚朴、桔梗、雲茯苓、川芎、石斛、枳殼各4克，蘇葉、白芥子各6克，生甘草、酒黃連各2克，焦山楂9克，生薑3片引，水煎空腹服。

一人二十餘，素無疾病，偶因生氣，忽然吐血，其色紫黑，胃脘疼痛，食慾不振，口乾舌燥，脈弦，關硬甚。此怒氣傷肝，胃有停瘀，予以消食行瘀舒氣之品，一劑病減大半，再劑安。

經驗方（枳橘順氣湯）

枳實、橘皮、雲茯苓、沙參各6克，藕節、當歸、白芍、丹皮、山楂各9克，竹茹、茜草、黑芥穗各4克，童便半盞為引，水煎空腹服。

◈喉　科

一人二十餘，喉痛為患，吃寒涼之物稍安，然喉嚨兩側紅腫未消。兩月後又大發作，腫如指頭，潰爛蔓延，吞嚥不利，脈實大。因肺胃積熱而成。以加減清咽利膈湯主之，三劑而癒。

加減清咽利膈湯

牛蒡子、連翹、元參、金銀花、澤蘭葉、浙貝母各9克，荊芥、防風、桔梗、竹茹各4克，焦梔、黄芩、川大黄各6克，川黄連2克，甘草、薄荷各3克。

如大便燥結者加芒硝6克，外吹冰玉散。

一人喉痛數月不瘥，且腫且爛，妨礙飲咽，溫度二便正常，脈上盛下弱。此乃腎陰不足，虛火上炎。予以加味六味地黃湯數劑癒。

加味六味地黃湯

熟地15克，山藥、山萸肉、牛蒡子、射干、麥冬各6克，雲茯苓、丹皮、澤瀉各4克，元參9克，水煎服。

曾治一白喉證，其病最為惡劣。始得之，身熱口渴，間或惡寒，喉兩側腫痛色白，頻頻唾沫。繼則出現白膜蔓延，身溫增高，神氣呆滯，脈洪。治之稍遲，將喉嚨腫塞不通就難為力，只有動手術而已。急以養陰清肺飲徐徐委曲下嚥，服過兩杯，喉腫少退，飲食稍能下嚥。如病勢重者，一天一夜可連服二三劑，切勿視之等閒。

余治此證，只要點滴能下者，先刺手少商，次服養陰清肺飲，病雖重，未有不癒者。

養陰清肺飲加味

生地18克或30克，麥冬6克或12克，甘草3克，木通、竹茹甲薄荷、澤瀉各4克，枳實、焦梔各6克，元參12克或24克，浙貝母9克或12克。

份量視人虛實老少斟酌之。如心火盛者加黃連，胃火盛者加生石膏隨宜。此方治白喉最效，活人甚多。

教員某，二十歲，患頸上結喉腫大三月餘。喉嚨內色紫紅，有疙瘩如小米粒，微覺乾燥，稍痛。飲食下嚥，感覺噎塞，胸膈疼痛，說話牽動胃疼，大便微乾，小便正常，然無寒熱口渴等症。醫以喉證治療無效。詢之，晚上睡覺棉被覆至胸膺，便覺氣沉，六脈澀，寸關更甚。此雖屬喉證，主要是血瘀而然。

予以加減血府逐瘀湯，二劑後覺胸次豁然，胸可覆被，呼吸順暢，飲食增加。又連服數劑，結喉腫脹全消，喉嚨內亦無障礙之苦，飲食大進。議服六味地黃湯作善後策。

加減血府逐瘀湯

當歸、丹參、山楂各9克，赤芍、紅花、桃仁泥、生蒲黃、牛蒡子、五靈脂、射干各6克，牛膝、枳殼、柴胡、桔梗各4克，甘草3克，生薑3片引。

如口乾渴，加生地9克，大便燥甚，加酒大黃9克。

曾治一人喉痛失音，亦不紅腫，以加味甘橘湯合增液湯而安。

甘橘合增液湯

桔梗、麥冬、焦梔、浙貝母各6克，甘草3克，薄荷、木通、枳實、澤瀉各4克，生地15克，元參9克，水煎服。

嘗治人喉嚨乾燥而不欲飲水，語言不能高聲，予以甘橘湯，加生地、元參、麥冬、薄荷、竹茹等無效，繼投生地四物湯加味而癒。

處方

生地、當歸、元參、花粉各3克，赤芍、桔梗、柴胡各6克，川芎、薄荷、竹茹、木通、枳殼各5克，生草3克，水煎空腹服。

痔　漏

一人患痔漏，大便燥澀，便時血如湧泉，日兩三行，其痛難耐。病逾數月，形羸肉脫，飲食大減。以加減槐花散三四劑，飲食進，血止而安。

加減槐花散

當歸15克，白芍、炒槐花、側柏葉、肉蓯蓉各9克，黑芥穗、炒地榆、貢膠、沒藥各6克，生地炭12克，黃芩、蒼朮、酒黃柏各4克，升麻2克，甘草3克。

三劑後去生地炭，加熟地12克。

一人患痔，便燥惟艱，肛門如裂，疼痛異常。以加味止痛如神湯二劑癒。

加味止痛如神湯

秦艽、熟地、生地、鬱李仁各6克，桃仁、蒼朮、防風、酒大黃、炒地榆、歸尾、澤瀉、炒槐花、皂角子（炒研）各3克，檳榔1克，酒黃柏3克，火麻仁6克為引，水煎服。

一婦宿有漏病，近年來加劇，以致經水不調，口乾舌燥，疲憊異常。以加味槐花散數劑，諸病除，經自調矣。

加味槐花散

炒槐花、當歸、炒桃仁各9克，白芍、生地、熟地各6克，黑芥穗、枳殼、炒地榆、蒼朮、秦艽各4克，黃連2克，蜜炙樗根白皮9克引，水煎服。

一女人素有痔漏之苦，近一月，便血淋漓，疼如刀割，六脈寸關微甚。以加味補中益氣湯四劑而安。

加味補中益氣湯

黨參12克，生黃蓍21克，白朮、白芍、當歸各6克，蒼朮、酒黃柏各4克，炒槐花9克，柴胡2克，升麻、陳皮、酒黃連各3克，生薑3片、大棗2枚引，水煎服。

大便秘結

一老人大便秘結，諸藥罔效。以半硫丸予之遂通。

半硫丸

半夏、硫黃各等份。

共為細末，麵糊為丸如桐子大，每服9克，開水送下。

一農人，三十餘歲，患便秘，小腹時覺逼脹，每天往廁十數次，下一點稀糞，逼脹稍解，肛門收縮緊閉即止，又便依然，如此五六年，脈沉而有力。審證察脈，肺氣鬱熱鬱結於大腸無疑。以牛榔丸加味通之，一劑大便利，小腹舒暢，二劑尋瘳。

加味牛榔丸

二丑（炒研）12 克，檳榔 6 克，皂角子（炒研）3 克，水煎服。

麻　疹

麻疹初發熱，欲出未出時，以宣毒發表湯主之。本病以童年期發病者最多，故份量以半歲小兒為式，應按年齡大小增減。治麻疹前後共六方，均從《痘診定論》摘出，臨床得心應手。

宣毒發表湯

升麻、薄荷、甘草各 1 克，葛根、防風、桔梗、連翹、荊芥、牛蒡子、木通各 2 克，前胡 3 克，枳殼 1.5 克，竹葉 3 克為引。

天氣大熱加酒黃芩 1.5 克，天氣嚴寒加麻黃 1 克。

麻疹已現形一兩日，宜用解毒快斑湯。

解毒快斑湯

連翹、牛蒡子、荊芥、防風、生地、山楂、黃芩、紫草茸、歸尾、桔梗各 2 克，蟬蛻（去頭足）7 個、葛根 3 克，川芎、生甘草各 1 克，西河柳引。

如有經濟許可，再加犀角汁和藥同服更妙。

麻疹已出，紅腫太甚，宜用化毒清裡湯。

化毒清裡湯

前胡、葛根、知母、連翹、桔梗、木通、牛蒡子、天花粉、地骨皮各 2 克，元參、竹葉 3 克，酒黃連、焦梔、防風、生甘草各 1 克，酒黃芩、薄荷各 1.5 克，燈芯為引。

或加犀角 1 克同煎。口渴加麥冬、生石膏各 3 克，便秘加大黃 2 克。

麻疹後，咳嗽氣粗，宜用清肺飲。

清肺飲

桑皮、地骨皮各 1.5 克，麥冬 4 克，柴胡、元參、桔梗、天花粉、酒黃芩、木通各 2 克，鍛石膏、生地各 3 克，生甘草、陳皮各 1 克，竹葉、燈芯引。

犀角汁和藥同服更妙，肺熱去陳皮加丹皮、連翹、牛蒡子各 2 克。

麻疹已出透，身熱未全退，毒氣流注而成痢者，宜以清熱導滯湯主之。

清熱導滯湯

酒黃連、檳榔各 1.5 克，白芍、枳殼、川厚朴、酒黃芩、陳皮、連翹、牛蒡子各 2 克，青皮、甘草各 1 克，山楂、當歸各 3 克，竹葉、燈芯引。

血多者加紅花 1 克，地榆、炒桃仁各 1.5 克，裡急後重者加酒大黃 2 克。

麻疹始得之，水瀉盛甚，致內虛而麻疹不出者，急以加味四苓散服之。

加味四苓散

豬苓、木通、澤瀉、赤茯苓、車前子各 2 克，酒黃芩、牛蒡子各 1.5 克，酒黃連 1 克，燈芯引，水煎服。

麻疹後，或咳嗽，或身熱未全退，總要瀉火。如在秋冬春三季，不必服寒涼藥，食梨即可。但要溫熱食之，切不可冷食。如火大者，2 公斤左右放心用之，如無大火者，1 公斤左右均可食。因梨性甘微酸寒，有潤肺涼心，消痰降火之功，且又甘美可口，病人喜吃，最為易得，洩火最為適宜。

余於痘疹後教人食梨，收效很大。如無梨，犀角汁服之更好。如此之法，可免後來口瘡、重舌或疔耳等等痛苦。此餘數十年之經驗，非謬述也。

小兒雜病

治小兒受驚，語言謇澀，以滌痰湯主之，數劑語言流利。

曾治一小兒傷寒新瘳，睡一夜忽然不會說話，然心內清楚，無其他病證。以此方服二劑而能言矣。

滌痰湯

橘紅皮、雲茯苓、膽南星、枳實、石菖蒲各3克，半夏、竹茹各4克，炙甘草1.5克，黨參2克，生薑引。

有一小兒一歲，五官四肢遍身起膿包如天花，痛癢流淡黃膿水，三五日一次，一兩日結痂，如此兩月。以加減內消散一劑而癒。

加減內消散

山甲珠、白及、皂刺、川芎、陳皮各1.5克，防風、蟬蛻、荊芥、乳香、沒藥、甘草各1克，殭蠶、當歸、浙貝母、金銀花各2克，白酒一杯同水煎服。

小兒疔耳及耳根後腫，龍膽瀉肝湯主之。

龍膽瀉肝湯

赤芍、龍膽草、焦梔、當歸、木通、連翹各3克，生甘草、酒黃連各1.5克，黃芩2克，生地、牛蒡子、柴胡各4克，竹葉3克為引。

一小兒牙齒不疼不癢，腐壞黑爛，當責之腎虛。牙者，骨之餘，氣所生。腎主骨故有此見證。以六味地黃丸麵，早晚空腹每服3克，開水送下，服至150克，其牙再不腐敗。

曾治小兒叩頭風之奇。一人來問，小兒五歲，能吃能喝，身體結實，惟有一恙，奇怪不解。此兒常常在玩耍之間，忽然以頭碰地，不言不語，拉拽不起，甚至把頭碰得紅腫，不啃一聲，碰上一陣，自己起來，仍玩耍如故。余曰：「此因小兒神氣怯弱，一有觸驚，則氣亂，神無所依。亂則火動風生，火風相扇，痰隨氣湧，阻遏清道，則頭暈目眩，腦氣悶亂，故有以頭碰地自寬之勢，須臾心氣平復，諸經之氣悉平，平則清升濁降，腦氣清醒而安。」擬以加味溫膽湯一劑癒。

加味溫膽湯

陳皮、雲茯苓、當歸、白芍各3克，半夏、蘇子各4克，川芎、白芷、防風、荊芥、枳實、石菖蒲各2克，甘草1克，生薑1片、竹茹1克引，水煎服。

治小兒慢驚風驗方

生赭石（研細末）4克，冬瓜子（搗泥）數顆。

煎湯空腹沖服。赭石末分2次服。

加味六君子湯治慢驚風

陳皮、黨參、枳實、竹茹、冬瓜子、石菖蒲各2克，半夏、生赭石（研末）各4克，雲茯苓、白朮、膽南星各3克，甘草1克生薑引，水煎服。

治小兒重舌，不必服藥。用刀尖微割兩耳尖背面細紅絡，出血一點，用毛筆蘸京墨一抹，其血即止，其病漸癒。如不瘥，如法再割即瘥，此法著效。切不可針刺舌根，使小兒受驚受疼。

治小兒口瘡妙方

吳茱萸 9 克研末，醋調貼兩足心，用布裹好，晚貼早去，隨即洗淨，一二次即好。又一方用川黃連、遼細辛等份，冰片少許，共為細末，搽之亦妙。

◈ 牙齒門

一男人四十歲，牙疼連及偏頭痛，腮頰微腫，脈洪數。以清胃散加減予之而安。

加減清胃散

當歸、生地、丹皮各 6 克，防風、荊芥、木通、柴胡、焦梔、白芷各 5 克，生草、細辛、酒黃芩各 3 克，生石膏 9 克，酒黃連、升麻各 1.5 克，生薑引，水煎服。

一老人五十餘，無故滿口牙齒搖動，不痛不癢，六脈無力，凡此皆責之腎虛，是牙齒脫落的先兆。予以六味地黃湯四劑，牙齒穩如故。

六味地黃湯

熟地 12 克，山藥、山萸肉各 6 克，雲茯苓、澤瀉、丹皮各 4 克，水煎空腹服。

曾治一人牙疼，腮頰紅腫，皮肉發燒，綿綿不休，痛甚時大哭大叫，脈洪數。此乃陽明有餘，少陰不足，水虧火旺。法宜瀉胃陽而滋腎陰，以加味玉女煎一劑而安。

加味玉女煎

熟地、生石膏各15克，知母、懷牛膝、麥冬、丹皮各6克，金銀花、澤蘭葉、殭蠶、元參各9克，薄荷5克，蟬蛻3克，童便蜂蜜引。

一人牙疼，腮頰紅腫熱痛，牙關緊閉，湯水難進，痛楚異常，往來寒熱，大便稍乾，脈浮洪，以清胃散加減而安。

清胃散加減

生地、赤芍、當歸、白芷各6克，生石膏9克，防風、川芎甲荊芥、桔梗、柴胡、蘇葉、薄荷、酒大黃各5克，生甘草3克，水煎服。

◈粗脖子

治男婦無故脖子粗脹，不痛不癢，皮色不變，以漏蘆湯主之。

漏蘆湯

漏蘆、白蒺藜（炒研）15克，甘草、枳殼各9克，五加皮、白蘞、槐白皮各9克，水煎守服數劑漸癒。

◈鼻病門

一人患鼻淵二三年不癒。右鼻孔不通，時流臭水，偏右頭痛連及腦門，以加減辛夷散三劑而安。

加減辛夷散

辛夷、石膏、白芷、生地各6克，升麻、甘草、細辛各3克，川芎、酒黃芩、木通、前胡、薄荷各5克，生桑白皮9克，蒼耳子12枚引。

一少婦二十餘，兩鼻孔內起肉疱如豌豆大，其痛連及兩目、頭額和口腔，蒸蒸發熱，脈寸關數而有力，皆由脾胃肺三經鬱熱而成。以辛夷散加減，兩劑癒。

加味辛夷散

藁本、川芎、前胡、木通、防風各5克，白芷、辛夷、生石膏、生地、二花各6克，生甘草、遼細辛各3克，生桑白皮9克甲升麻2克，茶清為引，水煎服。

◈ 努傷門

青年農民宋某，負重載道，致胸膈滿悶，短氣少力，胸痛徹背，咳嗽唾痰，以枳實薤白瓜蔞湯加味主之。

加味枳實薤白瓜蔞湯

枳實、桔梗、青皮、竹茹各5克，橘紅皮、白芥子各6克，瓜蔞泥15克，半夏9克，桂枝、甘草各1.5克，薤白一把為引。

如口乾發渴，加酒炒黃連2克，咳甚者加杏仁6克，咳血者加紫菀12克，茜草3克。

一人努傷感寒，胸膈滿悶不食，呼吸急喘，以瓜蔞薤白白酒湯一劑安。

瓜蔞薤白白酒湯

瓜蔞泥 15 克，橘紅皮 6 克，枳實 5 克，薤白一把、白酒 30 毫升引。

又方

胸痺驗方

枳實、橘皮、雲茯苓、沒藥各 6 克，桔梗、川厚朴各 5 克，甘草 3 克，山楂、半夏各 9 克，薤白 18 克引，水煎服。

風瘡門

一男四十歲，患頭面胸膺兩臂搔癢難堪，抓破流黃水，面部及兩耳更甚，以消風散四劑癒。此方治人忽然遍身起風片，如銅錢或如錦紋，搔癢難堪者妙。

加減消風散

黨參、雲茯苓、蟬蛻、防風、荊芥、五加皮各 6 克，甘草 3 克，殭蠶 9 克，川厚朴、蒼朮、川芎、陳皮、藿香各 5 克，桂枝 2 克，生薑 3 片引，水煎空腹服。

一翁七十餘，數月前患頭面及兩臂胸膺發癢，皮膚乾硬而皺，搔破流黃水結痂，雖經服藥，病未能退，予以人參敗毒散加味兩劑，其病乃去。

加味人參敗毒散

柴胡、前胡、羌活、獨活、川芎、桔梗、川朴、陳皮、藿香各 5 克，殭蠶 9 克，蟬蛻、雲茯苓、黨參、防風、荊芥各6克，生甘草3克，水煎服。

工人史某，腦後至項下驟然紅疱紛起，大如指頭，小如豆粒，痛癢不堪。漸漸蔓延至巔頂及顏面眼瞼，腫脹甚盛，服內消散加味一劑安。

加味內消散

山甲珠、皂刺各3克，乳香、沒藥、升麻各2克，半夏、白及、天花粉、防風、知母、浙貝母各5克，白酒一盅引，水煎服。

一人驀然頭面四肢遍身瘙癢，隨即風片佈滿，呈桃紅色。囑使甘草大豆湯洗之，二三次即消。

甘草大豆湯

嫩槐枝一把、粉甘草30克，黑豆一把、紅皮蔥4根，以水5碗煎湯洗之。

一青年臀部瘙癢，破流黃水。不幾日，通身又起小紅顆粒，奇癢無能為力，寢食俱廢。宜祛風去濕，內服、外洗並用。

處方

殭蠶12克，蟬蛻、川芎、防風、荊芥、五加皮各6克，當歸、苦參、白鮮皮各9克，生甘草3克，陳皮、川厚朴、蒼朮各5克，土茯苓21克，水煎空腹服。

薰洗方

威靈仙、當歸、苦參、蛇床子各15克，連鬚蔥頭7

個。

煎湯薰洗，洗畢即穿褲子，多洗幾次更好。後用消風散加土茯苓、白鮮皮，去雲茯苓，守服數劑而安。

一婦兩乳染瘡，皮色深紫，非搔破不解其癢。搔破流淡黃血水，後漸蔓延腹背四肢，起有紅片如錦紋，周身怪癢，兩乳更甚，逾半年不瘥。此風濕鬱於陽明胃經而成，予以經驗方。

經驗方（土茯苓鮮皮湯）

白鮮皮 12 克，土茯苓 21 克，五加皮、酒黃芩、蒼朮、蟬蛻、荊芥、防風、生甘草各 6 克，殭蠶 9 克，胡麻（研）30 克，白酒 3 杯為引。

水煎空腹服三劑，四肢腹背風瘡十去八九，乳房風瘡亦減十之五六，皮膚變為淡紅色，再服三劑而安。此方通治一切頑風瘡，無論遠年近月屢效。大便實者加酒大黃 9 克，頭面甚者加升麻 2 克，白芷 6 克，下肢甚者加牛膝 5 克，久病身弱者加生黃蓍 9 克或 15 克。陽明多氣多血，主肌肉，乳房屬胃，濕則生熱。土茯苓是陽明主藥，能健脾胃，祛風濕，皆一派燥濕除熱祛風之品，故奏效神速。又土茯苓是治楊梅之要藥，用土茯苓 30 克或 60 克，白鮮皮 15 克，隨證加減，專治楊梅。

一患者遍身搔癢，以致頭髮眉毛鬍鬚脫落，陰股間毛際中亦然。退落白皮如麩，不津水結痂。此名白屑風，按前經驗方加減數劑癒。

加減土茯苓鮮皮湯

蒼朮、酒黃芩、五加皮、白芷、陳皮、防風、連翹、薄荷各6克，白鮮皮12克，苦參、殭蠶、當歸各9克，甘草3克，土茯苓21克，蟬蛻、川芎各5克，白酒3杯引。

職工某，年四十餘，脖子及胸膺肚腹間皮膚紫紅潰爛，癢且津水，衣不能穿，惟頭面及肩背四肢無恙，飲食二便正常。此證與前案婦人乳房風瘡相仿，按前經驗方加味予之。水煎服兩劑後結痂，不津黃水，再劑而安。據云患此病年餘，百治不效，服藥三劑而癒，快哉!

加味土茯苓鮮皮湯

土茯苓、胡麻（研）各30克，白鮮皮15克，苦參、五加皮、蒼朮各9克，生甘草、酒黃芩、荊芥、防風、蟬蛻各6克，殭蠶12克，白酒3杯為引，水煎服。

一人兩耳忽然發癢，初時不以為然，後漸癢至頭面及頸項，微有小粒，大便乾結，此乃陽明兼少陽之風熱而然。亦以前經驗方予之。

加減土茯苓鮮皮湯

土茯苓15克，白鮮皮、苦參、酒大黃各9克，五加皮、酒黃芩、殭蠶、當歸、蒼朮、柴胡、白芷、荊芥各6克，生甘草、防風各5克，蟬蛻3克，白酒3杯引。

服兩劑大便利，癢減大半。複診，按前方去當歸、苦參、酒大黃，加薄荷5克，生黃蓍9克，一劑而癒。若專驅風而不助正，恐毛竅大開，出而復入，勢將莫禦。所以於一派驅風隊中，加黃著 9 克助正氣，俾風去表固，其病自癒。

一小孩面生風瘡，形似黍粒，其色紅紫而熱，抓破津水津血。因始得之，以消風涼血燥濕清熱之品而癒。

經驗方（祛風敗毒湯）

荊芥、防風、當歸、苦參、蒼朮、牛蒡子、白芷各 5 克，生地、生石膏各 6 克，赤芍、蟬蛻、木通、陳皮各 3 克，生甘草 2 克，升麻 1.5 克，胡麻 9 克引，水煎服。

鶴膝風・疵疽

一男三十餘，患鶴膝風，兩膝腫痛而粗大，步履維艱，脈沉而緊。此寒濕盛甚，予以五積散加味而癒。

加味五積散

蒼朮、厚朴、陳皮、川芎、白芍、半夏、雲茯苓、沒藥、白芷各 6 克，生甘草、桂心各 3 克，當歸 9 克，麻黃、枳殼、桔梗、川牛膝各 5 克　乾薑 1.5 克為引，水煎空腹服。

一人患鶴膝風，六脈沉而無力，以加味大防風湯。

加味大防風湯

熟地、川芎、羌活、炒杜仲、生黃著、沒藥、雲茯苓、當歸、白芍各 6 克，黨參、白朮各 9 克，甘草 3 克，附子、遼細辛、桂心、防風、川牛膝、五靈脂各 5 克，生薑 3 片引。

一三歲小兒，忽然渾身發高燒如感冒狀，不能食，針藥無效。幾日後父抱來診，見其右膝蓋高腫下至小腿，上至伏兔，疼痛不能伸屈，皮色原樣。此證由氣血虛所致，即《醫宗金鑑・膝病門》疵疽是也。

予以外科內消散，加連翹、牛膝、木通之類，白酒一盅引服後溫度下降，痛少止，腫亦稍退。次診，按仙方活命飲仍加連翹、牛膝、木通，因大便不燥去大黃，白酒一盅為引，服後飲食大進，其腿上下胖腫俱消，痛亦止，惟膝蓋及膕間仍腫，然能伸屈依壁而立。越一日複診時精神倍增。又服加味獨活寄生湯一劑，膝蓋至膝眼膕間腫消大半，行動自如，囑照原方再服三劑而安。

加味獨活寄生湯

黨參、雲茯苓、熟地、白芍、防己、秦艽、當歸、川芎、桂心、牛膝、炒杜仲、防風、獨活、桑寄生各3克，生甘草、細辛各2克，生薑為引，水煎服。

一人項後生瘡，經年未瘳。來診，視之乃天柱疽。天柱者，即項後大椎骨也，因鬱熱蓄於督脈而成。其形紅腫，平頂堅硬，有瘡口五六孔，且疼且癢，予以加味內消散。方用山甲珠、皂刺、知母、浙貝母、白及、半夏、花粉、防風各5克，乳香、沒藥、升麻各2克，二花9克，連翹6克，引用白酒30毫升，共水煎溫服，2劑癒。

此證病在上，加升麻2克，病在下，加牛膝3克，病在兩臂，加桂枝1克。10歲以下小兒，份量酌情減之。余治癰疽瘡瘍及一切無名腫毒多多，無不左右逢源，應手取效。誠無上名方，非等閒所可及也。

鵝掌風

一人手指及掌中無故起紫白點子，皮膚燥裂而痛癢，退去一層又起一層，以祛風地黃湯主之，連服五劑癒。如有不癒者，服十數劑亦可。屢試有效。

祛風地黃湯

熟地、生地、土茯苓各12克，白蒺藜（炒）、當歸、白鮮皮各9克，川牛膝（酒洗）3克，菟絲子、知母、黃柏、甘枸杞各6克，黃酒為引，水煎服。

一青年，每逢春夏兩季，先是掌心發癢，繼而脫落白皮，手心枯槁燥裂，層層泛起。任它脫上三月兩月，不知不覺而瘥。今年應時而患，偶然問及：「似此小病有何良方？」余笑曰：「小病可以小治。」於是疏他一方，服二劑後癢止皮不脫矣。此方曾治多人，甚驗。

處方

生地、熟地各6克，白蒺藜5克，知母、黃柏、枸杞子、懷牛膝、菟絲子各3克，獨活2克，食鹽為引，水煎服。

青腿牙疳

《醫宗金鑑》云：病腿腫色青者，其上必發牙疳，病牙疳腐血者，其下必發青腿。是病形如雲片，色茄黑或紫紅，皮膚頑硬，似痛非痛，步履艱難。

此病治以活絡流氣飲，加味二妙湯，及砭針出血，服馬腦子等法仍不見效者，可另生吃青毛山羊肝子一二劑，或不能生吃者煮熟亦可，但不用調料，甜食為好。食羊肝後，再服兒茶、乳香、廣木香各 9 克，黃酒為引，水煎服。

氣短治療

凡人之氣，呼出心與肺，或飲邪阻遏心肺之陽，令人呼氣短。切其脈，下盛上虛或六脈無力，口乾不欲飲水，或飲不多，或不思食，審是呼氣短，以加味桂苓朮甘湯予之，多效。

加味桂苓朮甘湯

桂枝、白朮各 6 克，雲茯苓、半夏、生薑各 9 克，甘草 3 克。

凡人之氣，吸入腎與肝，或飲邪阻遏肝腎之陰，腎虛不能納氣。切其脈上盛下虛，審是吸氣短，以金匱腎氣丸改作湯劑，如有兼證，隨證加減，亦未有不癒者。

金匱腎氣丸湯

熟地 12 克，山藥、山萸肉各 6 克，丹皮、雲茯苓、澤瀉各 5 克，上肉桂、製附子各 1.5 克，水煎空腹溫服。

赤游丹毒

赤游丹毒一證，發無定處。忽然皮膚如雲片突起，色赤而乾，且癢且疼且發燒。急用指甲尖將患處劃一圓圈，用針沿圈砭刺，再亂刺其中，出紫血以洩毒氣，再用如意金黃散敷之。

如火盛，內服普濟消毒飲或黃連解毒湯。如無金黃散，用黃芩、大黃、甘草、生梔子、生石膏等份，共為細末，冷水調敷。若初起不先用針洩其毒氣，迨毒氣走開，三五日皮肉盡爛，難為力矣。丹名雖多，惟赤游丹最為厲害，治不可忽也。

睛明穴結核

一婦女，右目內眥傍一韭葉許起結核，初起如綠豆粒，漸長如指頭大，皮色不變，亦不痛癢，別無他病，脈見無力。予以八味丸，早晚空腹開水送下各 9 克，服至 300 克，其核漸漸縮小，平復如故。人或謂病奇，治法亦奇，聲東擊西，不治眼而自癒。

余曰：醫道猶兵法也，知己知彼，方能取勝。何則足太陽膀胱之脈，起目內眥睛明穴，膀胱與腎為表裡，腎氣虛寒，不能行膀胱之氣，故有是證。治宜上病取下，溫補腎臟，俾腎氣足，則膀胱之經自通，其結核自消。

◈ 瘡臁瘡

臁瘡妙方

用初出窯不經雨灑潮濕之新磚，磨細末，再用真小麻子油調為稠糊，用豆腐水溫熱，將瘡痂洗淨，新棉花擦乾，然後把油調磚泥塗於患處一指厚，油紙或淨紗布包好，外用布條或膠布裹住，一日或隔日換一次，貼敷半月二十，總能痊癒。

◈ 瘰　癧（又名老鼠瘡）

瘰癧妙方

先取全蠍 120 克搗為細末，過絹羅，同去皮胡桃仁 40 枚搗在一起，然後再用白麵 120 克打成稠熟麵糊，將二藥調起，成丸 6 克大，早晚空腹開水各送下一顆。

如在童年，服此藥一料或二料即可痊癒。婚配後得視病情服兩三料，幼兒每服減半。夏季忌服。服藥後交季即能見效。此方傳自異人，奇效。

又方

瘰癧丸

蒸元參、牡蠣（燒紅醋淬）、川貝母（蒸）各 120 克，夏枯草 180 克。

共為細末，煉蜜為丸，每服 9 克，食後開水送下。

肺　癰

治肺癰單方

生白蘿蔔洗淨，鍘絲切碎，新白布包紮，擠出蘿蔔汁一碗，再以生蜂蜜 60 克，入蘿蔔汁調勻，蒸 1 小時取出，去白沫，空腹一頓溫服，如法連服二三次即瘥。

縮陽證

一人縮陽，日久不癒，以四味回陽飲一劑癒。

四味回陽飲

黨參 15 克或 30 克，附子、炮薑各 6 克，炙甘草 5 克，水煎服。

又

治縮陽證針法

用針刺左足拇趾泉紋中心，出血一點即安，再不復發。

刀斧傷

刀斧創傷，將麝香敷於傷口，以手按揉，頃刻血止而痛定，三五日瘡口斂而安，可免中破傷風之患。此法百發百中。如一時不便，急剪指甲，焙黃研為細末，敷於傷口，數日即癒。

一婦切菜失手，將左大指切破，出血過多，驀然臂膀麻木，且強且疼。次日延醫診視，見此婦溫度正常，別無他恙。知出血過多，血不榮筋，經絡空虛，風邪乘之，中破傷風無疑矣。

予以加減八珍湯，一劑病減七八，二劑安。此方裁化之妙，故奏效神速，記之以廣見聞。

加減八珍湯

當歸、威靈仙各9克，川芎、雲苓、桃仁、紅花、秦艽、防風各5克，白芍、白朮、沒藥各6克，桂枝3克，炙甘草2克，生薑引，水煎服。

余治一人，因放炮被火藥燒傷，左臂皮肉盡爛。住院治療兩月餘，潰爛雖好，而胳膊肘裡彎上下臃腫幾棱，皮肉乾硬呈茄色，臂膀麻木不仁，伸舉不能。此緣當時傷重，忙於救急，惡肉死血沒有取盡，阻滯經絡而然。又以此方白芍易赤芍，加香附5克，黃蓍9克，連服數劑好轉，麻木大減，伸舉自如而癒。

尿床

一青年男子，尿床數年不癒，以加味桑螵蛸散主之。守服十餘劑癒。

加味桑螵蛸散

黨參、桑螵蛸（鹽水浸炒）、生黃蓍、炒韭子各9克，麥冬、雲茯苓、烏藥、益智仁（炒）、菟絲子、甘枸杞各6

克，五味子 3 克。

如下元虛甚者，加破故紙 6 克，去雲苓。此方治小兒尿床亦妙。研為細末，早晚空腹開水沖服 3 克。

多　夢

一婦二十餘，脾胃素弱，肚腹多痛，又夢擾紛紜，驚悸多魘。家人在時方敢就寢，否則夜坐待旦，晝難闔眼，偶一入睡，則夢魘難醒。此經所謂胃不和則臥不安也。予以加味平胃散二劑而安。此方治男婦多夢輒效。

平胃散加減

蒼朮、陳皮、川厚朴、雲茯苓、茯神、當歸各 6 克，遠志、桂心各 3 克，川芎、枳實、竹茹各 5 克，半夏 9 克，生薑 3 片引，水煎空腹服。

瘋犬咬傷

瘋犬咬傷妙方

香油、蔥白各 120 克，松香、黃蠟、花椒各 60 克。

先將蔥白入香油鍋內煎焦去渣，續入花椒煎焦去渣，再入松香化開，最後黃蠟下鍋，攪勻盛在磁碗內，候冷入罐。用時取出，攤在油紙或硬布上，貼在患處，七天一換。共用七張，七七貼四十九天，不必再貼。此膏藥貼上，無論怎樣發癢，不敢啟視，一切無所禁忌。

跌仆打傷

一婦二十餘，懷孕八個月，從高墜下，不省人事。急救得醒，水漿入口即吐，二便不通。其夫來問一補救之方，因思跌仆損傷，腸胃有瘀血，囑服大成湯。

一劑吐止，小便利，再劑大便通而安，迨十月滿分娩，母子平安。所謂運用之妙，存乎一心。用得其宜，雖硝黃也是安胎之品；用失其宜，雖參朮亦是傷胎之劑。此方以攻為補，邪去則正復。

加味大成湯

當歸15克，川芎、白芍、蘇木、甘草、元明粉各6克，桃仁（泥）9克，紅花、枳殼、陳皮、木通各5克，山甲珠3克，川大黃12克，生薑5片引，水煎服。

跌仆腫痛外敷藥方

白芥子、生梔子、潮瑙各9克，白麵30克。

先將前三味共搗一處為末，和白麵攪勻，白酒調糊，塗於患處，每料敷三五天，不可一次用完。此藥能消腫散瘀止痛，近時者敷二三料立癒。如日久腫痛不消，不能動作者，務要多敷幾料，雖不能痊癒，亦可十去八九。又經驗小孩右膝腫大，皮色不變，青筋暴露，綿綿作痛，經久不癒，用此藥敷數劑癒。

痰　厥

一未婚女子，年二十餘，身體肥胖，素無疾病。忽一夜睡覺，至天明呼喚不醒，四肢不收，目瞑不言，證似屍厥，然有一線氣息。三四日後延余診之，脈象若有若無，四肢厥逆，一身柔軟微潤，頭額微溫，按心口亦溫，腹稍脹，倚壁而坐，兩女人時時扶助，口角似流涎沫。因思肥人多濕，濕則生痰，迷塞心竅，舌強不能言，昏憒不知人。雖症狀至危，而心口與頭額微溫。頭為諸陽之會，心為一身之主，二處皆熱，猶有生機。

予以滌痰湯加蘇子、沉香煎服。頓飯未畢，來人告曰：「張目能言矣!先生可謂妙手回春。」余曰：「非吾之妙手，乃昔賢之妙手也。借此成方，以祛逐痰飲，自然服餌有效。」連服二劑病退。囑服香砂六君子湯以善其後。

滌痰湯加味

橘紅皮、黨參、竹茹各5克，半夏15克，雲茯苓、蘇子各9克，膽南星、枳實各6克，炙甘草2克，沉香、石菖蒲各3克，生薑5片引，水煎溫服。

氣　厥

我院一女護士，一日午飯後思睡，及醒牙關緊閉，舌強不能言，伴見頭痛、麻煩，然心裡清楚，自己拿筆將病情寫出。診之，六脈中獨肝脈沉而有力。此得之肝氣怫鬱，心情不暢。因心在竅為舌，心別脈系舌本，脾脈連舌本散舌下，腎脈挾舌本，三脈虛，痰隨氣逆，乘虛閉其脈道，故舌不能轉運言語也。

此證切不可作中風痰迷心竅、舌強不能言施治。彼則昏憒，人事不省，肢體不仁；此則雖不能言，而心地清楚，尚可活動。方用滌痰湯加生梔子、淡豆豉，以除虛煩，白芷以止頭痛，薄荷以舒肝氣。一劑牙關開舌柔，去梔、豉，再劑能言矣。

滌痰湯

橘紅皮、雲茯苓、白芷各6克，半夏9克，南星8克，人參、石菖蒲各3克，竹茹、生梔子、枳實、薄荷各5克，生甘草2克，淡豆豉15克，生薑3片引，水煎服。

關　格

一農民全家四口人，男孩年甫十三，女孩年滿十歲。其女於夏五月偶患食不能下嚥，二便不通，數日後竟喪命。不幾日，子父二人又患此病，來院治療。見其父昏昏迷迷，問之，喉嚨不疼不癢，視之頸項也不腫脹。惟不會飲食，二便不下，舌乾身熱，脈洪而不柔，是無胃氣。書云：但洪無胃氣曰死。其子病較輕，與乃父同中有異，脈洪而帶緩，是有胃氣，有胃氣者生。

經曰，人迎脈盛氣口四倍以上為格，格者食不得入，又曰吐逆。氣口脈盛人迎四倍以上為關，關者溺不得出，此又大便不通。人迎氣口俱盛四倍以上為關格。今此病脈雖與《內經》不同，而關格之證悉具。

擬均以大承氣湯予之，份量輕重不同。連進二劑，其父藥不能下嚥又亡。其子慢慢能下嚥，二便仍然不通，命在垂危，人甚憫之。先灌蓖麻油，繼以大承氣合黃連解毒湯投之，米飲微能下嚥，大便也稍能出。再投增液湯合大承氣湯大小便遂通，飲食通暢，脈靜身涼而癒。雖癒，兩目瞳人散大，視物不明，小眥向外斜扯。此因彼時只顧救命，下多傷陰，有虧腎之真陰。

擬六味地黃湯加當歸 9 克，白芍、甘枸杞各 6 克，白菊花 5 克，五味子 3 克，數劑尋瘳。愚自思之，此證均係君相二火亢甚，三焦炎炎之勢有不可遏者，不惟二陽土焦金燥，三陽亦津乾液竭，以致陰陽不得相通，上下之門戶閉拒，則不得出納矣。此證最為難治，故經云：關格者，不得盡期而死。此子得生，亦屬僥倖。

口　糜（俗名口瘡）

一婦產未彌月，滿口糜爛，喉嚨亦爛，飲食不能下嚥。方用少陰甘橘湯一劑癒。此方治口糜甚效。

少陰甘橘湯

桔梗 6 克，甘草、元參各 3 克，川芎、黄芩、陳皮、柴胡各 2 克，羌活、升麻、黄連、細辛各 1 克，蔥白 1 根引。

治口唇腫爛，用鮮蘆根去毛節一把許水煎，白糖 9 克為引，服幾劑即癒。

耳　聾

一人素無疾病，忽患耳不聞聲。此乃肝膽氣鬱所致，予以加味逍遙散癒。

加味逍遙散

柴胡、雲茯苓、川芎、陳皮、枳殼、白朮各5克，白芍6克，炙甘草、薄荷各2克，當歸9克，香附、條芩各3克，生薑引，水煎服。

腳　氣

一人患腳氣，足脛腫痛且癢，皮膚潰爛至小腿，此乃濕腳氣。予以余擬之經驗方一劑癒。

經驗方（祛風除濕湯）

犀角絲、生甘草、明天麻各3克，白鮮皮、蒺藜（炒）、防己、檳榔各6克，土茯苓12克，枳殼、生黃蓍、防風、羌活、黃芩各5克，生薑引，水煎服。

癇　證（俗名羊羔瘋）

癲癇本是一病，屬陰，古人相聲立五癇之名。余自思之，雖出聲有所不同，病則一也。均是氣虛老痰為患，能治氣與痰者，一句便了。余於是證，閱歷已久，無論何等出聲，均按礞石滾痰丸（日服1次，多不過6克），六君子湯（日服1劑）攻補兼施，並行不悖。始得之，服半月二十天未有不癒者。

病者體弱，素無火，脈見無力者，去礞石滾痰丸，單服六君子湯，酌情加附子、肉桂，放心用之。若病之既久，較重者服一月兩月，間有得癒者。奈患者不遵醫囑，欲求速效服三五日，其病仍舊，即曰無效，棄之不服，或亂更醫，致成莫療之疴，良可慨焉！

加味六君子湯

黨參、白朮各9克，雲茯苓、南星各6克，炙甘草、石菖蒲各3克，陳皮、枳殼、澤瀉各5克，半夏（薑製）、生黃耆各15克，生薑5片引。

此方應按人老少虛實加減份量。

一男童十一歲，據云五六歲時患驚風，經治療得癒。其後每年發現三兩次。發作時卒然倒地，角弓反張，手足瘈瘲[①]，口流涎沫，一會方能甦醒。三伏天也離不了裌衣，稍一疏忽即復發。病之日久，面黃肌瘦，六脈微弱。人皆謂羊羔瘋難治。余教他服真正高麗參一支，重36克，以後身體壯實，再未發作。

一小兒十一歲，自小患羊羔瘋，一日數次，或數日一次不等，多方治療，皆未中的，而其勢益張。余苦無良法，忽悟用斷臍帶子血，教取二三杯，分數次早晨開水沖服，竟不藥而癒。如再服紫河車更好。

【註】

① 瘈瘲——四肢抽搐痙攣，屈不能伸，或伸不能屈的症狀。

臟燥

一婦四十七歲，有時無故悲傷，數日不休。問其原因，曰無。但不能自主，人都謂為邪祟作怪。糾纏七八年，總未能癒。就診於余，見身體羸弱，形容憔悴，脈象微弱，證似《金匱要略》所載臟燥。予以甘麥大棗湯數劑，當時雖未見效，此後再無發作，漸漸身體強壯。

甘麥大棗湯

甘草9克，小麥30克，大棗4枚，水煎服。

童便治療

童便，一名還元水，飲自己尿，名輪迴酒。此藥人多以污穢之物目之，用者甚少，使其功能不克顯著於世。殊不知具有滋陰散瘀之功，能引肺火下從膀胱出，降火甚速，散瘀甚效。舉凡吐血、唾血、咳嗽痰中帶血等證，無論何臟，皆因熱犯陽經，其血上溢而然。或用為引，或獨用多用，效果很佳。如跌仆打傷悶絕者，用旁人熱尿灌之，下嚥立醒，屢經屢驗。

曾治一人，不分春夏秋冬，有時咳嗽短氣不足以報息[1]。如此數年，沒有療效。後用自己尿，去首尾，用中間清徹如水者，隨尿隨飲，晝夜如此。飲百日外，身體強壯，氣短咳嗽之病根絕。

由是觀之，此藥不惟善治血證，治一切肺病，均有殊功。間有不中者，亦不為臟腑害。先哲云：「服寒涼藥，百無一生，飲溲溺者，百無一死。」誠哉。

【註】

① 報息——報者復也，謂呼吸氣短，難於接續。

◈ 肺右兩葉黏連

患者劉某，在礦山工作。1967 年夏季勞動幾天，覺胸脅隱痛，呼吸維艱。經本單位醫院一度治療罔效。後經放射透視，發現肺部密度增大，右肺葉兩片黏連。急轉太原等地治療，數處檢查，所見皆同，擬施手術治療。該年近花甲，身體又弱，執意不欲。

本人 1966 年曾患便秘來隰住院，就診於余，對中醫頗有信心。這次患病，復有感想，於同年冬季帶診斷資料二次來隰治療。觀其形體消瘦，面色泛白，語言低微，少氣無力。據云，右胸脅腔內，隱隱作痛，飲食雖好，飯後就覺脹滿。右臂乏力，不能仰面向右側臥，稍稍咳嗽，脅肋就疼。

切其脈，氣口稍大而數，是肺有虛熱所致。何則？肺主氣，司呼吸，為嬌嫩之臟，鬱熱甚，則不行下降之令，釀成等等見證。治宜潤肺利氣，處以紫菀湯。服藥後次日早晨，咳嗽幾聲，忽然吐出痰血約一碗許，氣息奄奄。護士驚慌來告，答曰無恐。頃刻嘔吐自止，早飯後起坐，覺胸脅寬暢，呼吸輕鬆，惟有些疲憊。至中午至余診室，問敢否再服。

診之，囑照前方再服二劑。服畢，痰血全無，覺有好轉。將息幾日，經本院透視，五個肺葉均蠕動起來，密度大減，黏連現象排除，從此諸恙逐漸尋瘳。休養兩月餘，恢復健康，欣然出院。

紫菀湯

紫菀 30 克，枳殼 6 克，水煎服。

【按】紫菀肺家藥，辛而不燥，潤而不寒，補而不滯，雖入至高，善於達下。佐以枳殼，寬暢利氣，使氣利熱解，清肅之令下行則得矣。先哲云，紫菀非多用、獨用，不能速效。誠然。

養生保健 古今養生保健法 強身健體增加身體免疫力

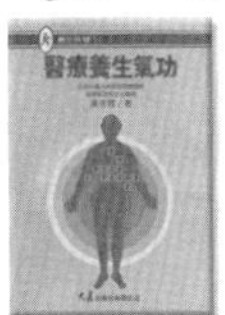

定價250元

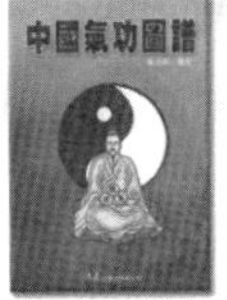

定價250元

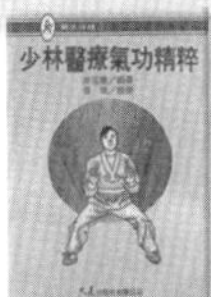

定價250元

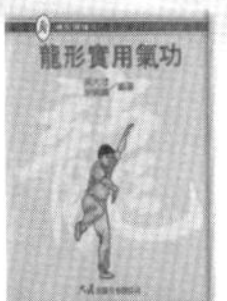

定價220元

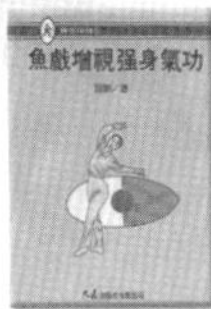

定價220元

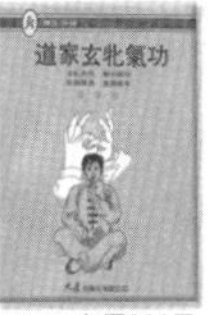

定價200元

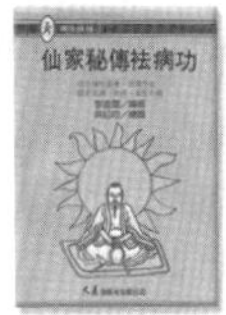

定價160元

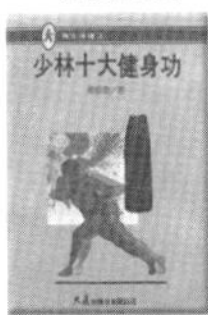

定價180元

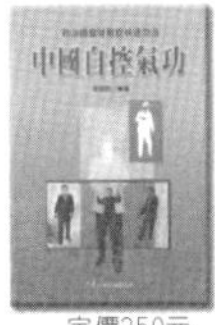

定價250元

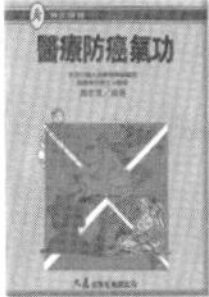

定價250元

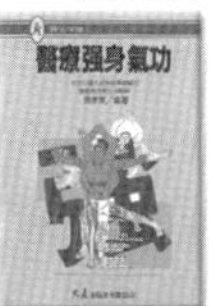

定價250元

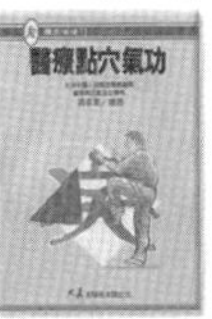

定價250元

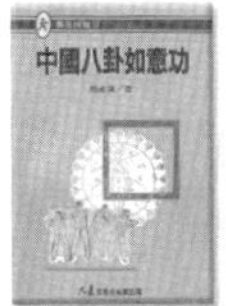

定價180元

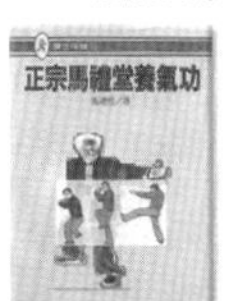

定價420元

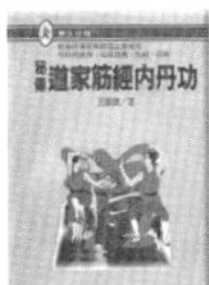

定價300元

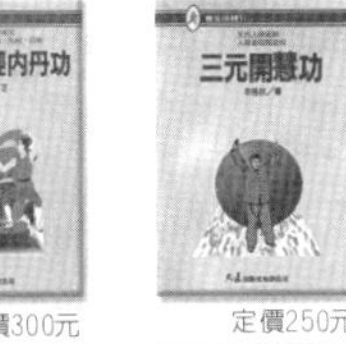

定價250元

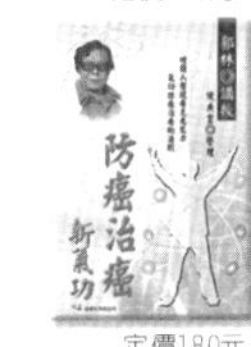

定價180元

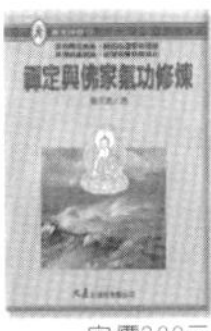

定價200元

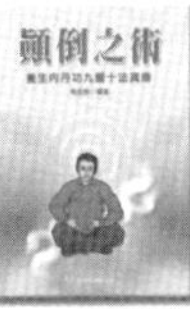

定價360元

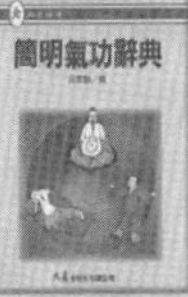

定價360元

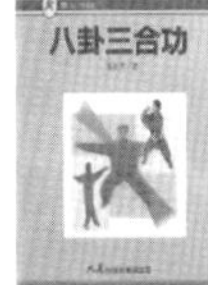

定價230元

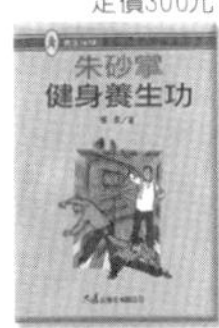

定價250元

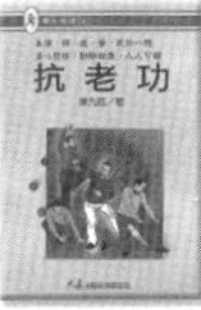

定價230元

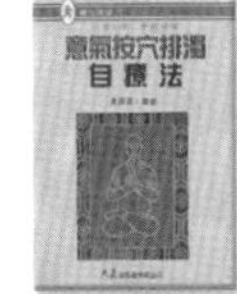

定價250元

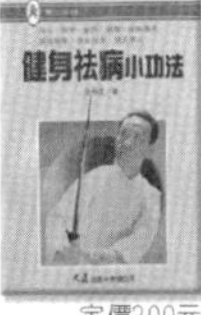

定價200元

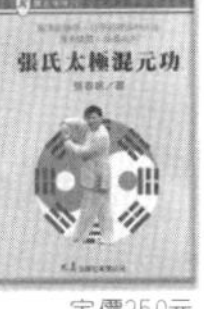

定價250元

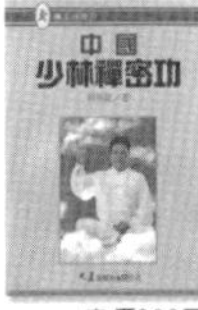

定價200元

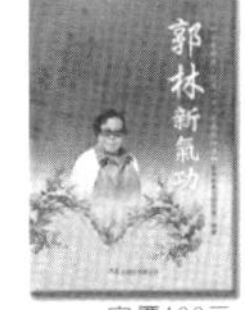

定價400元

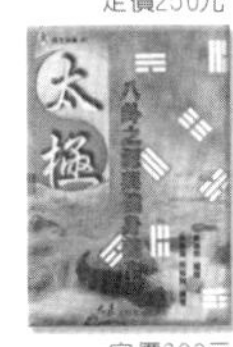

定價280元

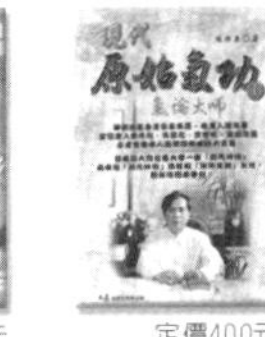

定價400元

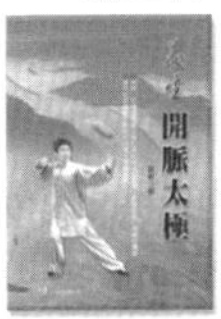

定價300元

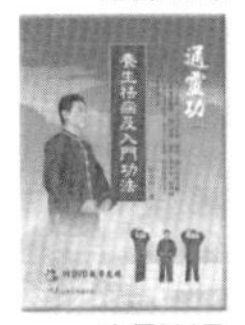
定價300元

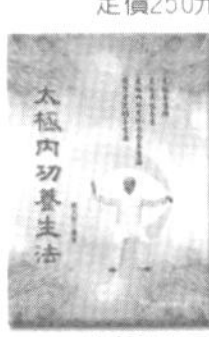

定價180元

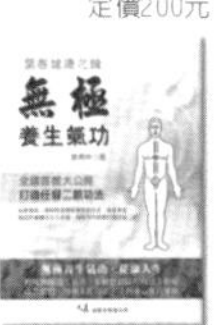

定價200元

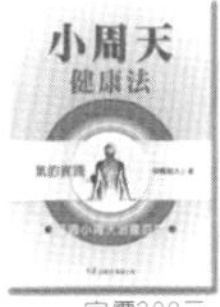

定價200元

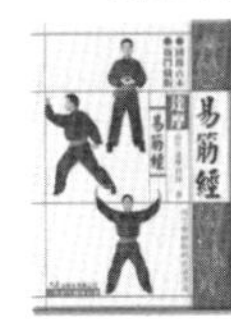

定價350元

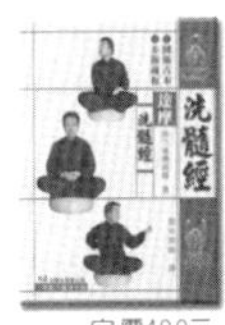

定價400元

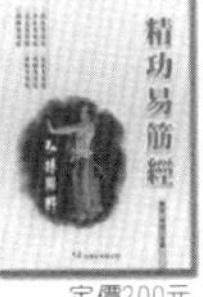

定價200元

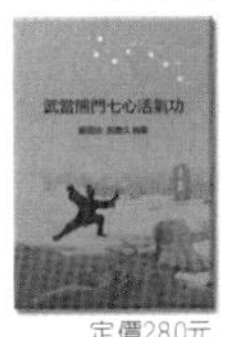
定價280元

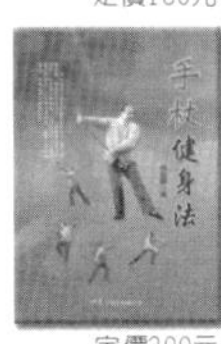

定價200元

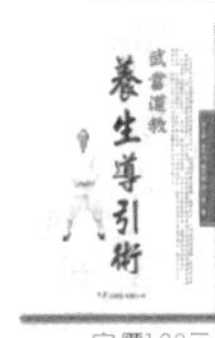

定價180元

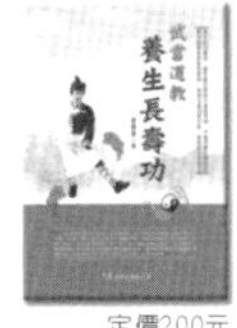

定價200元

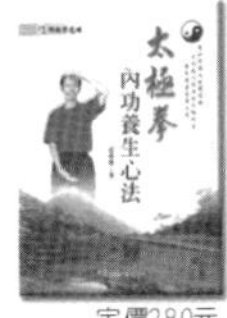

定價280元

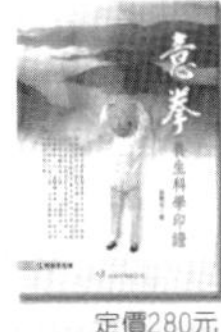

定價280元

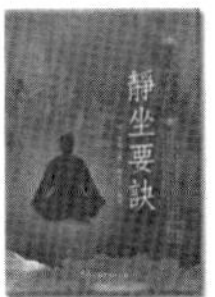

定價200元

歡迎至本公司購買書籍

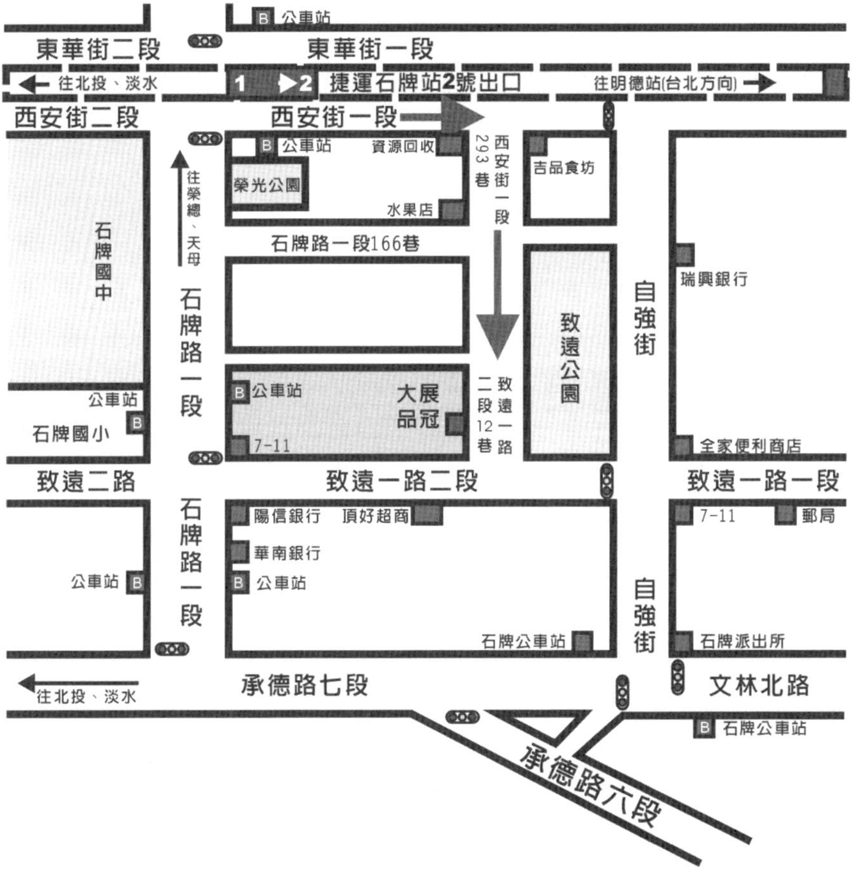

公車站
東華街二段
東華街一段
往北投、淡水
1
2
捷運石牌站2號出口
往明德站(台北方向)
西安街二段
西安街一段
公車站
資源回收
西安街一段293巷
往榮總、天母
榮光公園
吉品食坊
水果店
石牌國中
石牌路一段166巷
瑞興銀行
石牌路一段
自強街
致遠公園
公車站
大展品冠
致遠一路二段12巷
公車站
石牌國小
7-11
全家便利商店
致遠二路
致遠一路二段
致遠一路一段
石牌路一段
陽信銀行
頂好超商
7-11
郵局
華南銀行
公車站
公車站
自強街
石牌公車站
石牌派出所
往北投、淡水
承德路七段
文林北路
石牌公車站
承德路六段

建議路線

1.搭乘捷運・公車

淡水線石牌站下車，由石牌捷運站 2 號出口出站(出站後靠右邊)，沿著捷運高架往台北方向走(往明德站方向)，其街名為西安街，約走100公尺(勿超過紅綠燈)，由西安街一段293巷進來(巷口有一公車站牌，站名為自強街口)，本公司位於致遠公園對面。搭公車者請於石牌站(石牌派出所)下車，走進自強街，遇致遠路口左轉，右手邊第一條巷子即為本社位置。

2.自行開車或騎車

由承德路接石牌路，看到陽信銀行右轉，此條即為致遠一路二段，在遇到自強街(紅綠燈)前的巷子(致遠公園)左轉，即可看到本公司招牌。

國家圖書館出版品預行編目資料

王修善臨證筆記 / 王修善編著　劉鏡銘、王哲士整理.
——初版，——臺北市，大展，2014 [民 103.10]
面；21公分—（中醫保健站；63）
ISBN　978-986-346-039-8（平裝）
1. 中醫治療學　2. 辯證論治　3. 驗方
413.25　　103015597

王修善臨證筆記

編　　著 / 王 修 善
整　　理 / 劉 鏡 銘、王 哲 士
責任編輯 / 郝 志 崗
發 行 人 / 蔡 森 明
出 版 者 / 大展出版社有限公司
社　　址 / 臺北市北投區（石牌）致遠一路 2 段 12 巷 1 號
電　　話 /（02）28236031，28236033，28233123
傳　　真 /（02）28272069
郵政劃撥 / 01669551
網　　址 / www.dah-jaan.com.tw
E-mail / service@dah-jann.com.tw
登 記 證 / 局版臺業字第 2171 號
承 印 者 / 傳興印刷有限公司
裝　　訂 / 承安裝訂有限公司
排 版 者 / 菩薩蠻數位文化有限公司
授 權 者 / 山西科學技術出版社
初版 1 刷 / 2014 年（民 103 年）10 月　　定價 / 220元

大展好書　好書大展

品嘗好書　冠群可期

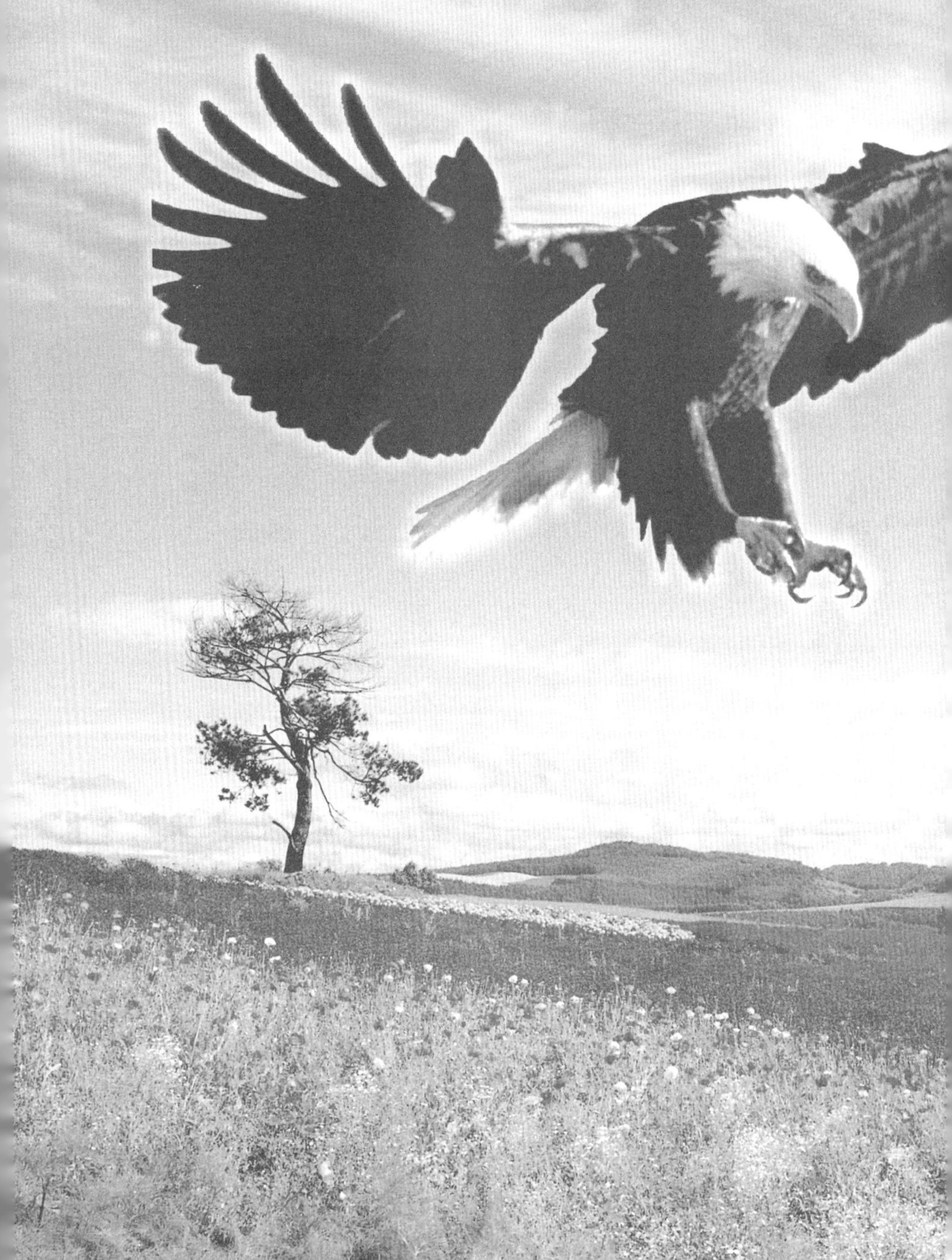

大展好書　好書大展

品嘗好書　冠群可期